Ilona Varta Mayer

Heilsame Schwingungen

Klangschalenmassage für einen gesunden Rücken
und mehr Wohlbefinden

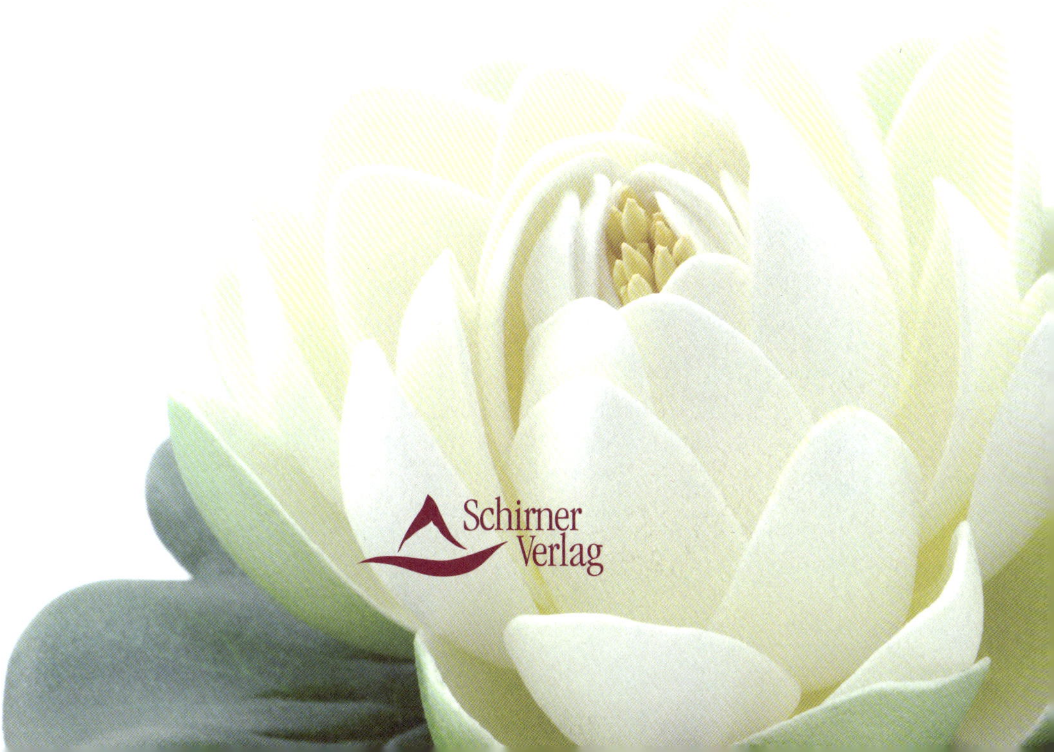

Schirner
Verlag

ISBN 978-3-8434-1117-2

Ilona Varta Mayer:
Heilsame Schwingungen
Klangschalenmassage für einen gesunden Rücken und mehr Wohlbefinden
© 2013 Schirner Verlag, Darmstadt

Umschlag: Murat Karaçay, Schirner,
unter Verwendung des Motivs
38048480 von Picture-Factory,
www.fotolia.com
Satz: Bastian Rittinghaus &
Silja Bernspitz, Schirner
Redaktion:
Bastian Rittinghaus, Schirner
Printed by: ren medien, Filderstadt,
Germany

www.schirner.com
1. Auflage August 2013

Inhalt

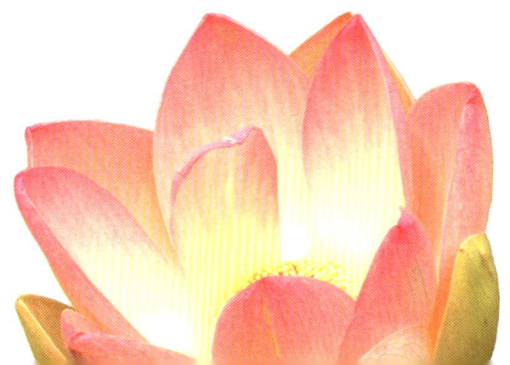

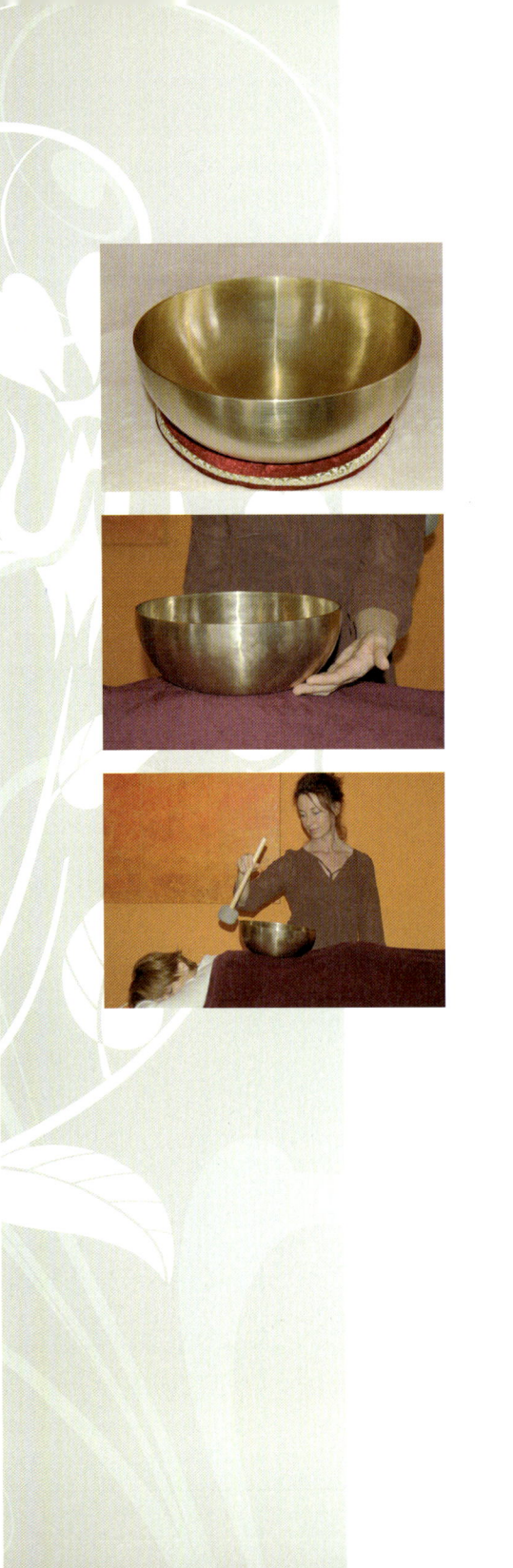

Vorwort

Sie haben sich also entschlossen, zusammen mit diesem Handbuch und mir in neue Welten einzutauchen. In klingende Welten, die zu mehr Wohlbefinden und einem entspannten Rücken führen können. Sie haben eine gute Wahl getroffen. Die einzigartigen und wohltuenden Eigenschaften von Klangschwingungen werden Sie begeistern. Denn Klangschwingungen erreichen den Körper und – das ist ihre große Stärke – darüber hinaus auch die Seele des behandelten Menschen. Sie unterstützen auch dort Wandlung und Gesundheit.

Ich gebe Ihnen viele nachvollziehbare Anregungen und leicht verständliche Informationen für Ihren Einstieg in eine am Körper orientierte Klangheilung.

Unsere Klangquelle werden Klangschalen sein: Instrumente, die Sie leicht spielen können und die herausragende Vibrationseigenschaften haben. Daher sind sie für eine Massageanwendung ideal.

Meine 12-Schritte-Anleitung erklärt Ihnen die Praxis der Klangschalenmassage so, dass Sie schnell selbst aktiv werden können. Sie werden darauf vorbereitet, sehr einfühlsam vorzugehen. Dies ist besonders wichtig, denn ich sehe auf meinen Seminaren immer wieder, wie stark diese Empathie eine Klangheilung unterstützt. Erst Ihr sanftes Einfühlungsvermögen wird Ihren Empfangenden angemessen erreichen, tief entspannen, bei ihm nachhaltige Wandlung anregen und ihm Annehmlichkeit und Freude schenken.

Und es kommt noch besser: Die Schwingungen der Klangschalen sind nicht nur für Ihren Empfangenden und seinen Rücken eine reine Wohltat. Auch Sie selbst als Gebender werden von dieser schönen »Arbeit« in einem hohen Maße profitieren!

Haben Sie erst ein wenig Übung erlangt, werden Sie selbst durch die Schwingung der Schalen zur Ruhe kommen. Denn die wunderbaren Klangschwingungen nehmen auch uns, die wir geben, in diesen besonderen Raum in unserem Innen mit, den wir gern unsere »Mitte« nennen. Der Raum, der uns wie kein anderer das Gefühl vermittelt, angekommen zu sein – bei uns selbst, in der Tiefe unseres Wesens.

Da Sie anhand dieses Buches in die Lage versetzt werden, im privaten Rahmen Klangmassagen zur Wellness durchzuführen, für eine professionelle Klangtherapie aber eine weiterführende Ausbildung absolvieren sollten, sprechen wir in diesem Buch nicht von »Therapeut« und »Patient«, sondern von »Gebender« und »Empfangender«.

Ich wünsche Ihnen viel Freude auf dieser Klangreise, bei der sich der Körper, aber auch die Seele, der Geist und das Herz auf eine entspannte Art weiten können – um unser (all-)tägliches Sein mit noch mehr Lebendigkeit, Wohlgefühl, Freude und Spirit zu bereichern und zu erfüllen.

Ihre Ilona Mayer

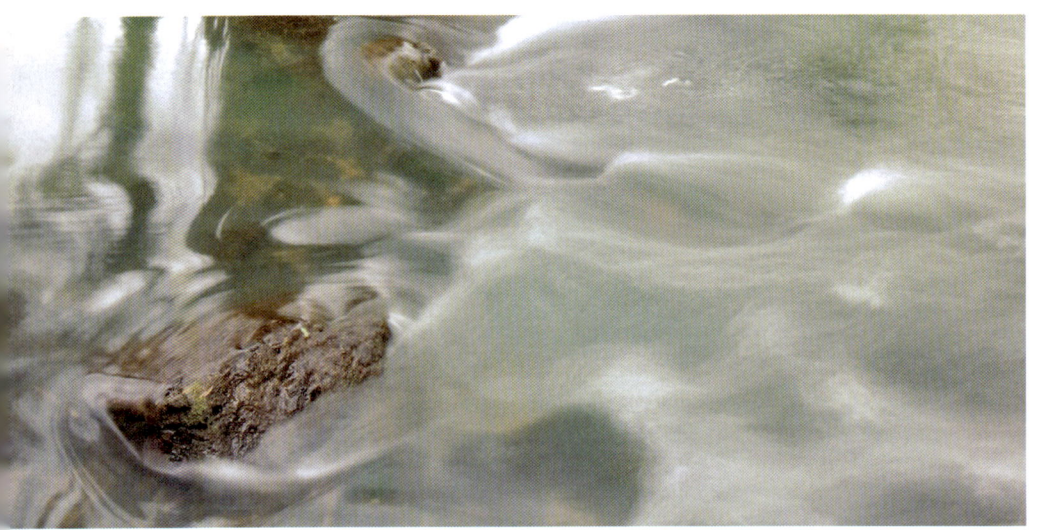

Allgemeines zu Klängen und ihrer heilsamen Wirkung auf den Menschen

In Verbindung mit den alten Weisen

Klänge werden aufgrund ihrer besonderen Eigenschaften schon seit Tausenden von Jahren in den verschiedensten Kulturen rund um den Globus von Schamanen, Heilern, Medizinmännern und -frauen zur Gesunderhaltung der Menschen, für ihre spirituelle Entwicklung und ihre seelische sowie körperliche Heilung eingesetzt.

Wenn Sie also möchten – und ich lade Sie von Herzen dazu ein –, können Sie sich beim Lesen dieses Buches im Geiste und im Herzen mit diesen Ahnen verbinden, ihr ehemaliges und auch fortwährendes Wirken und ihre Anwesenheit spüren. Denn dieses alte Wissen über die Anwendung des Klanges lebt auch noch in uns. Es ist in unserem Unterbewusstsein gespeichert und wartet nur darauf, wiederentdeckt und -erweckt zu werden, damit es uns helfen kann, bei uns selbst anzukommen und zu gesunden.

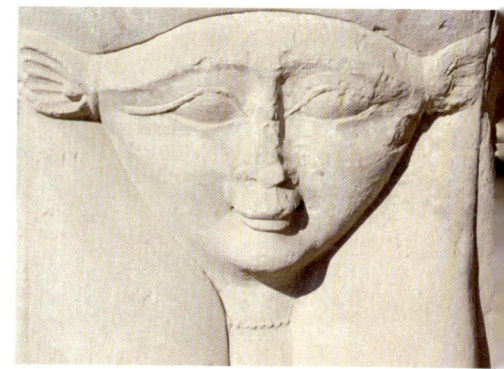

Hathor mit ihren übergroßen Ohren war eine Göttin im alten Ägypten. Sie wurde auch als Göttin des Klanges verehrt und galt als Hüterin der Liebe und der Bewusstheit.

Schon die alten Hochkulturen kannten die heilende und bewusstseinserweiternde Wirkung von Klängen.

Unsere Seele hat gute Ohren!
So führen Klänge zu mehr Wohlbefinden

Das »Hören«, das sich während einer angemessen durchgeführten Klangheilung nach und nach zum »Lauschen« oder »Hinhören« entwickeln darf, setzt eine Bewegung des Empfangenden in sein »seelisch-spirituelles Innen« in Gang.

Der Empfangende wird von den wohltuenden Klängen der Instrumente mitgenommen in einen Raum in seinem Innern, in dem er sich sammeln kann. Dieser Ort wird zumeist als »die eigene Mitte« – ganz nahe bei einem selbst – beschrieben. Dort herrschen Ruhe, Frieden, (Ur-)Vertrauen und Gelassenheit.

Dieses »Ankommen bei sich selbst« – und damit im eigenen Wesen – hilft, sich von den Anforderungen, Gedankenkreisen und Lasten des Alltags zu lösen. Es entspannt und stimuliert auf eine positive Weise.

Von diesem veränderten Standort aus erleben wir uns als geistig erfrischt und erfahren eine mentale und seelische Weite, die es uns leichter macht, kreativ oder sogar ganz neu zu denken und zu fühlen. Schmerzspiralen seelischer und körperlicher Natur können so durchbrochen werden. Gesundung wird angeregt und unterstützt.

Diese Entspannung und Kräftigung der psychischen Konstitution, der Lebenskraft und des seelischen Wohlbefindens regt außerdem – das ist durch die Neuroimmunbiologie nachgewiesen – das gesamte Immunsystem an, besser zu arbeiten und seinen Aufgaben nachzukommen.

Das Hören ist die erste Sinneswahrnehmung, die sich beim Ungeborenen im Mutterleib entwickelt. Und es ist der Sinn, der uns als letzter im Sterben verlässt. Diese archaische Anlage zeigt uns den elementaren Einfluss des Hörens auf unser Sein – und damit die Fähigkeit des Klangs, tief in uns zu wirken und Prozesse der Heilung anzuregen.

Klangschwingungen, Vibrationen und muskuläre Blockaden aus Sicht der Klangheilung

Unsere Muskeln – vibrierende Bausteine, die uns durchs Leben tragen

Im lebenden Körper vibrieren die Muskelfasern ständig in unterschiedlichen Frequenzen – je nach Muskelanspannung oder -tätigkeit. Der gesunde Muskel ist biegsam und beweglich. Der Wechsel von Anspannung und Entspannung erzeugt auch an den Sehnen des Muskels einen ständigen Schwingungsprozess mit einem breiten Frequenzbereich, der selbst im völligen Ruhezustand nachweisbar ist.

Aus Sicht der Klangheilung heißt das nichts anderes, als dass dieser gesunde Muskel im Laufe eines Tages sein ureigenes Lied singt und dabei mühelos von einer zur anderen Frequenz/Schwingung und von einem zum anderen Ton wechselt. Er kann seine Aufgaben erfüllen und fühlt sich wohl dabei. Eine angenehme und vielfältige Komposition von Klängen kann entstehen.

Bildlich können Sie das mit einer Gitarrensaite vergleichen, die eigentlich höhere oder tiefere Frequenzen, also Klänge spielt – je nachdem, wie stark sie gespannt ist.

Verliert ein Muskel (oder gar die gesamte Muskulatur) aus irgendeinem Grund diese Geschmeidigkeit, wird er starr, das Frequenzspektrum, in dem er schwingt, grenzt sich drastisch ein – und damit auch das Lied, das er eigentlich singen kann.

Darunter leidet der Muskel und natürlich auch der Mensch. Die gesamte Muskelernährung, die Entschlackung der Zellen und die Leistungsfähigkeit sind dann gestört. Der Muskel ist blockiert, und der betroffene Mensch fühlt sich unwohl oder leidet unter Schmerzen.

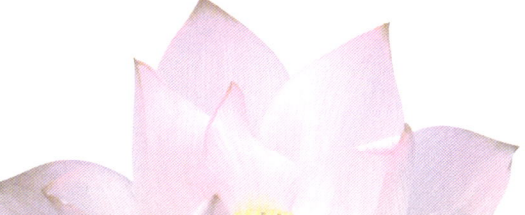

Spüren, was ist – Wie wirken Klangschwingungen auf den Körper?

Schwingungen von Klangschalen erzeugen angenehme und zugleich gut spürbare Vibrationen. Diese werden zuerst von unseren Hautsinnen wahrgenommen und dann von spezifischen Nervenfasern an entsprechende Gehirnareale weitergeleitet, wo die Impulse verarbeitet werden.

Die Klangvibrationen fließen auch, zumeist deutlich für den Empfangenden spürbar, in den Körper hinein, durch ihn hindurch – immer weiter –, um sich dann in ihm zu verlieren.

Auf ihrem Weg durch das »physiologische (körperliche) Innen« werden Muskeln, Sehnen und Bänder und verschiedene Rezeptoren (Empfänger), also auch jede Zelle mit all ihren Bausteinen, von der Vibration erreicht, stimuliert, massiert und damit angeregt, aus ihrer Starre zu treten.

Auch die klassische Massage und das gesamte Feld der Physiotherapie kennen die positive Wirkung von Vibrationen. So bedienen manuell durchgeführte Vibrationsmassagen vor allem Muskelansätze und die dort ansässigen Dehnungsrezeptoren mit dem Ziel, Muskelverspannungen aufzulösen. Dabei werden die Zitterbewegungen mit den Fingerspitzen oder der Hand, aber auch mit elektrischen Vibratoren ausgeübt.

Durch das Auflegen schwingender Klangschalen auf den Körper bzw. auf Muskelansätze werden wir jedoch mit einer Vibrationsmassage verwöhnt, die ihresgleichen sucht! Tiefenwirksamer und angenehmer für den Empfangenden und für die Gebenden wesentlich leichter durchzuführen als die manuelle oder elektrische Arbeit, ist sie unserer Meinung nach die erste Wahl. Die Erfahrungen auf unseren Seminaren und in der Praxis zeigen immer wieder beeindruckend, wie der Tonus (Spannung) verspannter Muskulatur schnell und nachhaltig abnehmen kann, wie Schmerzen reduziert werden oder sich sogar vollständige Schmerzfreiheit einstellt.

Diese Veränderung spüren Empfangende oft schon während der ersten Klangbehandlung ganz deutlich. Sie fühlen sich leichter, durchströmter und weiter. Und das nicht nur auf körperlicher Ebene. Auch die Seele bzw. die Psyche ist berührt und folgt einer Bewegung, die sie erhöht und weitet – um sie dann erleichtert in ihrer Mitte, in einer frisch gesammelten Ruhe und Klarheit ankommen zu lassen. Zuversicht und Lebensfreude können sich wieder einstellen.

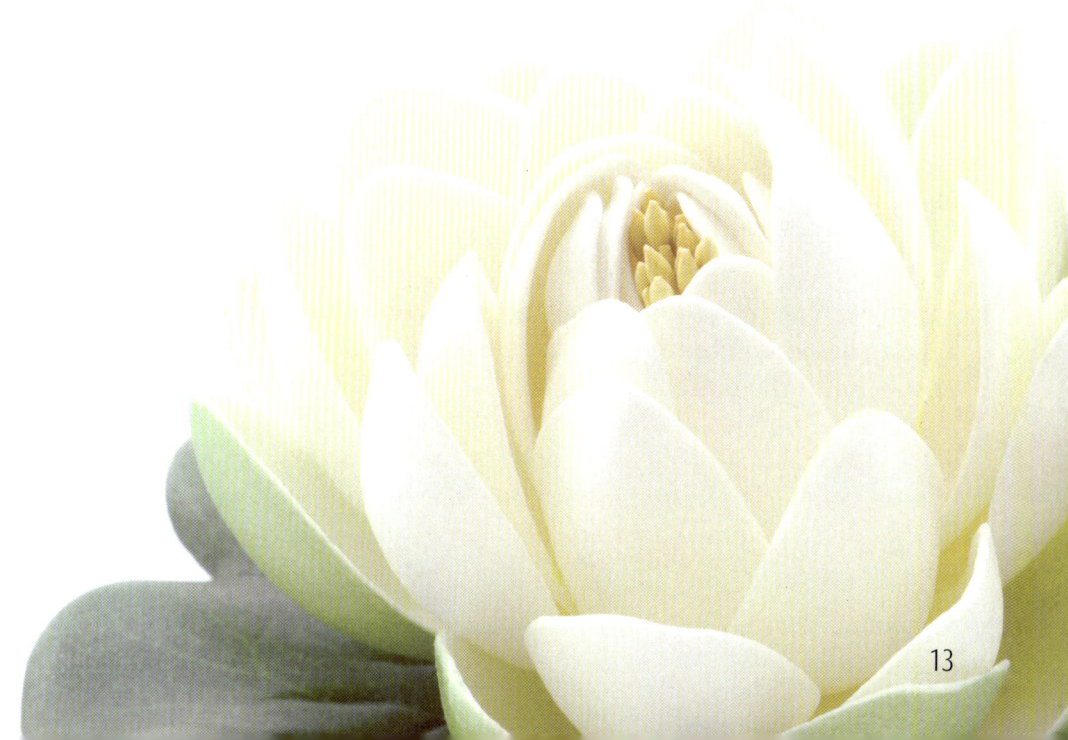

Häufig gestellte Fragen zur Vibrationsmassage mit Klangschalen

Ist eine Vibrationsmassage mit Klangschalen das Gleiche wie eine Klangmassage?

Eine Klangmassage ist grundsätzlich immer eine Massage, bei der Klangschwingungen eingesetzt werden, um die Muskeln zu stimulieren. Der Begriff sagt aber noch nicht aus, von welchem Instrument diese Schwingungen herrühren. Es gibt unterschiedlichste Instrumente, die hierfür eingesetzt werden können: Sehr verbreitet sind Klangschale, Klangliege, Körpertampura, aber auch Didgeridoo, Monochord, Gong, Trommel oder die menschliche Stimme.

Klangmassagen werden weltweit durchgeführt und erfreuen sich großer Beliebtheit. Die Klangschale ist hierfür ein sehr geeignetes Instrument, da es leicht zu erlernen ist. Sie bietet ein reichhaltiges Klangspektrum und lässt sich gut auf den Körper auflegen.

Es gibt wiederum unzählige Methoden der Massage mit Klangschalen. Jede davon verfolgt neben einer allgemeinen Entspannung des Empfangenden ihr ganz eigenes Ziel.
Manche von ihnen legen das Hauptaugenmerk auf eine seelische Heilung, andere wiederum möchten den Menschen in seiner Spiritualität fördern, ihn in höhere Dimensionen oder in seine universelle Wahrnehmung von »allem, was ist« begleiten. Dann gibt es Klangmassagen, die auf den Ausgleich der menschlichen Energietore (Chakren) ausgerichtet sind, auf die Verbesserung der eigenen Körperwahrnehmung oder Konzentration.
Viele der unterschiedlichen Vorgehensweisen innerhalb der großen Welt der Klangheilung sind beachtenswert, interessant und eine Bereicherung für die neue, »alte« Therapie.

Die Klangmassage, die ich Ihnen hier vorstellen möchte, soll ein Einstieg in dieses weite Feld der Heilung mit Klängenfür Sie sein, und zwar ein leichter.

Und deshalb fangen wir dort an, wo wir uns alle gut auskennen: bei unserem Körper! Genauer bei unserem Rücken, der viele von uns täglich plagt. Hier möchten wir unsere Klangschalen einsetzen, um muskuläre Blockaden zu heilen und die damit verbundenen Seelenanteile und energetischen Strukturen gleichermaßen zu hamonisieren – damit eine ganzheitliche Heilung, tief von innen heraus, stattfinden kann.

Im Folgenden ersetze ich den doch etwas sperrigen Begriff »Vibrationsmassage mit Klangschalen« mit dem geläufigeren Wort »Klangmassage«. Denn Sie und ich wissen ja jetzt, welche Methode wir genau im Auge haben.

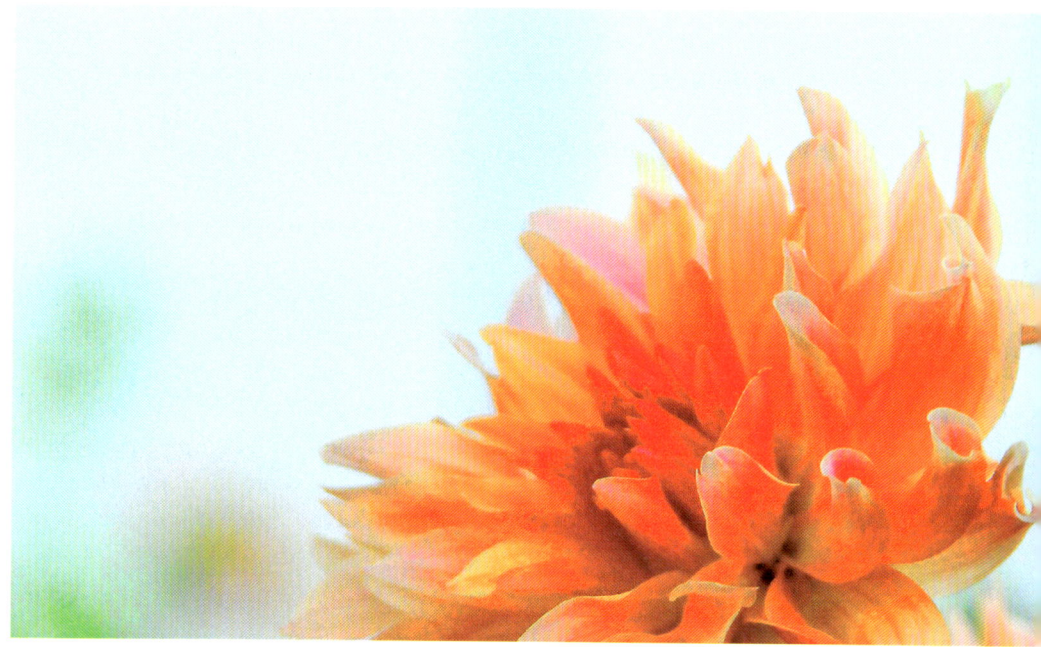

Was sind die Vorteile gegenüber anderen körperorientierten Massagen?

Allgemeine Vorteile der Vibrationsmassage mit Klangschalen:

- Sie ist leicht zu erlernen.
- Sie ist ohne körperliche Anstrengung durchzuführen.
- Sie als Gebender profitieren ebenfalls vom Klangraum und entspannen sich bemerkenswert.
- Das alleinige Hören der Klänge sorgt bereits für eine einzigartig schnelle Entspannung und eine Bewegung nach »innen«. So wissen wir, dass sich die Gehirntätigkeit, die Atemfrequenz, der Blutdruck und die Spannung in der Muskulatur in aller Regel schnell senken.
- Der Empfangende hört und spürt. So werden gleichzeitig zwei Sinneskanäle und Wirkungswege bedient. Dies sorgt für vielfache positive Reaktionen auf körperlicher und seelischer Ebene.
- Sie ist eine völlig schmerzfreie Anwendung – selbst über Schmerzpunkten.

Ganz praktische Vorteile der Vibrationsmassage mit Klangschalen:

- Sie wird am bekleideten Menschen durchgeführt.
- Der Rücken kann auch behandelt werden, während der Empfangende auf dem Rücken liegt – manchmal geht es auch nicht anders.
- Sie kann überall durchgeführt werden. Einfach die Klangschalen ausgepackt und den Empfangenden auf ein Bett, ein Sofa, den Boden, die Wiese, einen großen Tisch oder – wenn Sie haben – natürlich die Massagebank gelegt.
- Eine Selbstbehandlung mit Klangschalen ist möglich (siehe Kapitel Selbsthilfe).

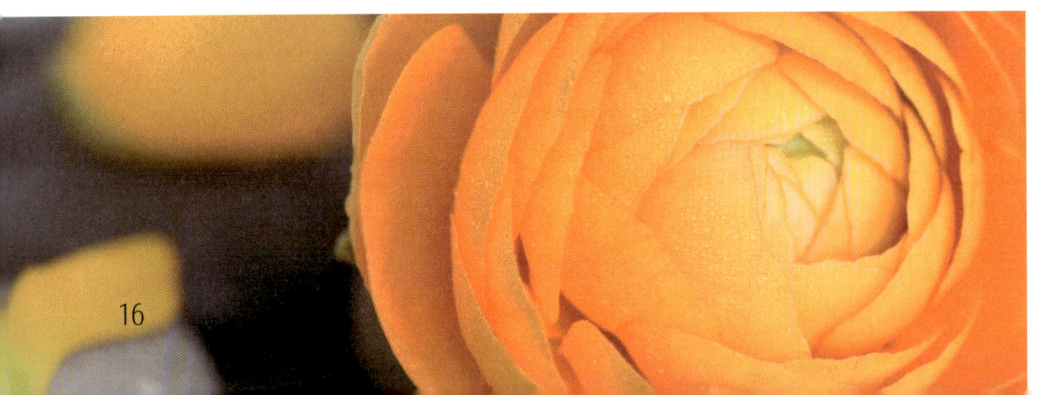

Wann wird die Klangmassage am Rücken eingesetzt?

Die am Rücken orientierte Klangmassage, wie wir sie in diesem Handbuch besprechen, wird zur allgemeinen Entspannung und zur Vorbeugung oder Behandlung von Missbefindlichkeiten im Schulter- und Rückenbereich eingesetzt. Also immer dann, wenn sich der Mensch entspannen, erholen und kräftigen will oder als Versuch, bestehende Schmerzen zu lindern oder Schmerzspiralen zu durchbrechen.

Oft unterstützt die körperorientierte Klangmassage Heilbehandlungen aus anderen Fachbereichen wie der Chiropraktik, dem Reiki, dem Yoga, der Physio- oder Ergotherapie, energetische Heilbehandlungen und vieles mehr.

Sie leistet also hervorragende Dienste im Genesungsprozess bei:

- Verspannungen, Verhärtungen der Muskulatur und damit einhergehenden Spannungsschmerzen
- Beschwerden des Bewegungsapparates wie Wirbelsäulensyndrome (Lendenwirbel-, Brust-, Halswirbelsäulenregion)
- Rückenschmerzen nach traumatischer Einwirkung (z.B. nach Stauchungen, Prellungen, Verrenkungen ohne Hämatomen (blauen Flecken))
- diffusen, chronisch auftretenden Rückenschmerzen geklärter und unklarer Ursache
- Rücken- und Schulterschmerzen im Rahmen einer Stresssymptomatik
- Schlafstörungen
- Verdauungsschwäche (Obstipation (Verstopfung))
- Menstruationsbeschwerden (Neigung zu Krämpfen)
- Konzentrationsschwäche
- Überanstrengung (z.B. nach Sport, aber auch auf mentaler oder seelischer Ebene)
- Stresssymptomen

Wann darf die Klangmassage grundsätzlich nicht oder nur bedingt durchgeführt werden?

Es gelten hier dieselben Ausschlusskriterien wie für alle Massagen und Entspannungsmethoden. Dazu gehören Herzrhythmusstörungen, Hypotonie (niedriger Blutdruck) und Asthma. Ebenfalls wird sie bei psychiatrischen Erkrankungen wie Zwangs- und hypochondrischen Störungen, Wahn, starken Depressionen und Psychosen nicht durchgeführt.

Alle akuten Entzündungen sind ein absolutes »Nein« für Massagen. Dazu zählen fieberhafte Erkrankungen (grippale Infekte etc.) und entzündliche Erkrankungen der Gefäße (z. B. Venenentzündungen), da der Körper bereits stark beansprucht ist und durch die Massage zusätzlich belastet würde. Bei der Einnahme von blutverdünnenden Arzneimitteln geben wir eine Klangmassage nur mit der Zustimmung des Arztes.

Während der ersten drei Monate einer Schwangerschaft, bei akuten Migräneattacken und akutem Spannungskopfschmerz geben wir keine Klangmassagen.

Eingeschränkt ist die Durchführung bei Tumoren direkt über dem betroffenen Gebiet, kurz nach einer traumatischen Verletzung, kurz nach Operationen, die mit Narben einhergehen, oder ganz frisch eingesetzten Implantaten. Im betroffenen Bereich kann wegen des Drucks auf das entsprechende Gewebe (z. B. Muskulatur, Knochen, Narben, Wunden, »blaue Flecke«, Verbrennungen ...) keine Klangschale aufgesetzt werden.

Dennoch stehen für diese Befindlichkeiten Techniken im Bereich der Klangmassage bereit. Sie werden aber in diesem Buch nicht behandelt, da sie zum professionellen Einsatz gehören.[1]

---

1 Bei Interesse informieren Sie sich bitte über den Klangmassage-Master-Lehrgang an meinem Ausbildungszentrum »Klang Balance Horizonte«.

Wann darf ich als Einsteiger eine Massage am Rücken durchführen?

Nach dem Durcharbeiten dieses Handbuches können Sie am gesunden Menschen arbeiten. Am besten beginnen Sie mit Personen, die sie auch gut kennen. Wir gehen dabei davon aus, dass gesunde Menschen auch kleine »Zipperlein« haben dürfen. Für eine Anwendung im professionellen Bereich oder bei wirklich tief greifenden Symptomen sind die Ausführungen aus diesem Buch allein nicht ausreichend.

Vor einer Anwendung der Klangmassage beachten Sie bitte in jedem Fall, dass alle oben genannten Gegenanzeigen immer gelten.

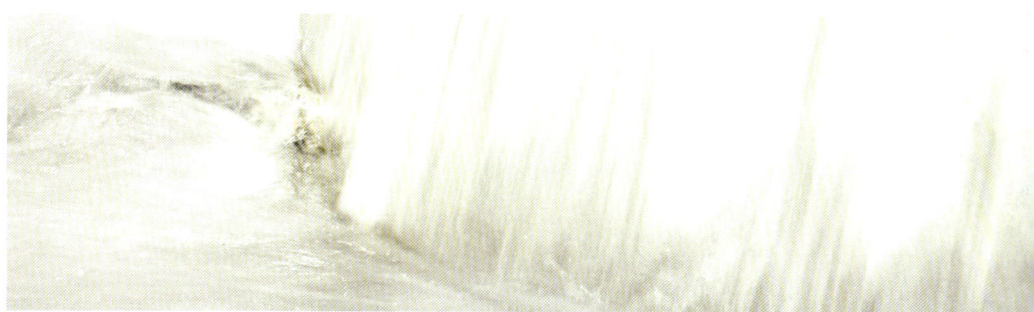

Wann kann ich professionell damit arbeiten?

Dieses Buch soll Ihnen Anregungen geben. Sie bekommen eine umfassende und dennoch einfache Anleitung an die Hand, die Sie ohne Probleme umsetzen können. Sie ist dazu gedacht, Sie zu befähigen, in Ihrem privaten Umfeld Menschen, die Sie kennen, zu verwöhnen und ihnen ein gutes Rückengefühl zu geben.

Um im professionellen Bereich zu wirken, sollten Sie wissen, wie Sie mit den Klangschalen auf die unterschiedlichen Befindlichkeiten ihrer verschiedenen Klientel reagieren können. Dazu müssen Sie diverse Techniken und Variationsmöglichkeiten der Klangmassage kennen. Dieses Wissen geht über das hinaus, was in diesem Handbuch vermittelt werden kann.

Für die Anwendung von Klangschalen im professionellen Bereich empfehlen wir Ihnen, eine dementsprechende Ausbildung zu absolvieren.

Wir bei »Klang Balance Horizonte« beispielsweise bieten hierfür eine Ausbildung zum Klangmassage-Master an. Innerhalb einer Woche können Sie sich, gemeinsam mit uns, angemessen auf die Praxis vorbereiten. Durch überschaubare theoretische Einheiten und viel Üben schulen wir neben dem Know-how für eine professionelle Durchführung auch Ihre Selbsterfahrung und reflektieren und vertiefen diese in gemeinsamen Gesprächskreisen. Handwerkliche Unstimmigkeiten, Inhalte der Ausbildung und Ihre persönlichen Stärken und Schwächen können dort zufriedenstellend mit uns analysiert werden.

Erst mit der reflektierten Selbsterfahrung wissen Sie später »draußen« wirklich, was Sie eigentlich zu tun haben und wie es sich für ihren Empfangenden anfühlt. So ausgerüstet und gesammelt können Sie kompetent auftreten.

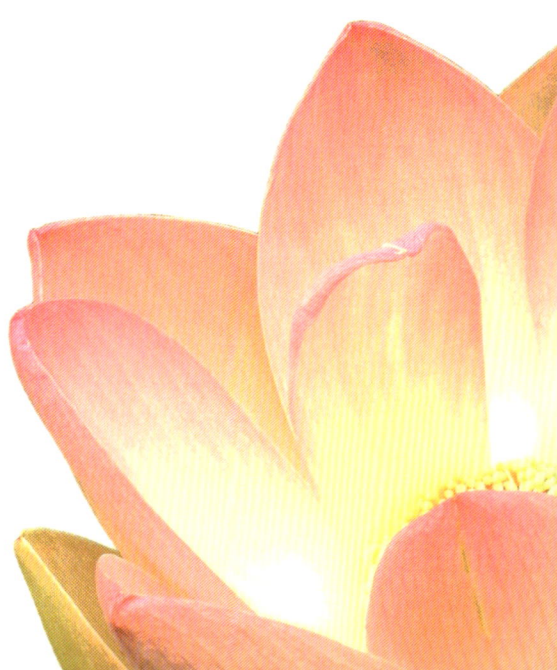

Wie oft und in welchen Abständen soll ich die Klangmassage bei dem Empfangenden anwenden?

Während einer Klangmassage können aktuelle Spannungszustände, egal ob seelischer oder körperlicher Natur, oft schnell gelöst und chronische Spannungszustände reduziert werden.
Schon nach der ersten Anwendung bessert sich die Befindlichkeit zumeist deutlich.

Wir empfehlen Ihnen, Klangmassagen bei Verspannungen und funktionellen Rückenschmerzen ein- bis zweimal wöchentlich anzuwenden. Nach drei bis vier Wochen regelmäßiger Anwendung wird der entspannende und beruhigende Effekt in der Regel im Alltag spürbar, und eine größere allgemeine (seelisch-psychische) Gelassenheit stellt sich ein.

Danach empfehlen wir, die Häufigkeit der Anwendung zu verringern, denn in Behandlungspausen zeigt sich der Gesundheitsstand noch einmal deutlich. Aus Ihrer Erfahrung heraus können Sie Ihr weiteres Verfahren dann mit dem Empfangenden abstimmen.

Eine Anwendungszeit pro Sitzung im privaten Rahmen von ca. 20 bis 30 Minuten ist angemessen.

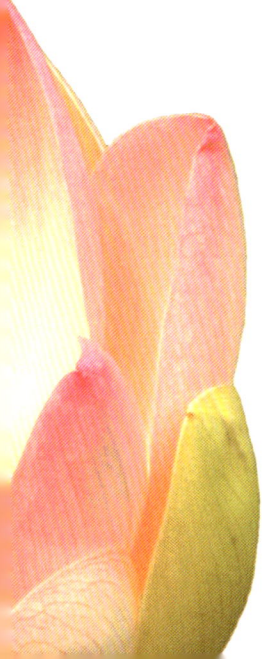

Was benötige ich für die körperorientierte Klangmassage am Rücken?

Für die Klangmassage brauchen wir wenig, aber Gutes (dann wird es uns hundertfach zurückgegeben!). Wir brauchen ein Set passender Klangschalen und die entsprechenden Schlägel, die ich ab jetzt Sänftel nenne, denn wir wollen ja niemanden schlagen, sondern sanft verwöhnen!

Wir brauchen darüber hinaus einen ruhigen Raum und eine Liegemöglichkeit: vielleicht ein Sofa, das Bett oder den Boden, vielleicht auch eine duftende Wiese oder eine schöne Ecke im Hausgarten unter einem alten Baum – oder natürlich eine Massagebank. Zudem benötigen wir eine leichte Decke, ein Kissen und eine Knierolle.

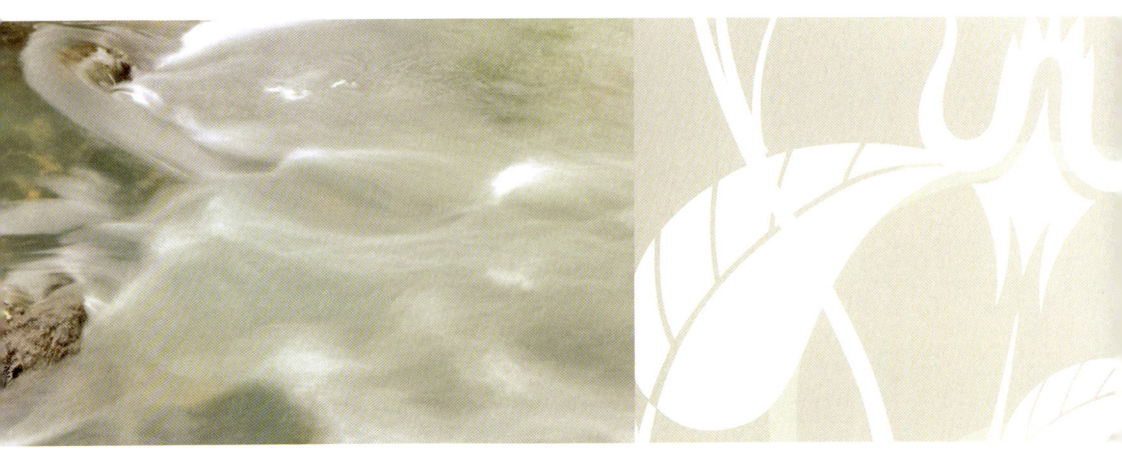

Häufig gestellte Fragen zu den Klangschalen

Woher kommen Klangschalen üblicherweise?

Klangschalen breiteten sich schon früh über das Himalaya-Gebiet hinaus aus. Sie waren ursprünglich im asiatischen Kulturraum ein Küchengerät – und sind es auch heute noch. Als Klanginstrumente fanden sie nur begrenzt ihren Einsatz, zumeist in Gesellschaften, die mit dem Buddhismus in Berührung gekommen waren. Sie wurden dort vor allem zu Meditationszwecken verwendet.

Als Hauptproduzenten für geschmiedete und gegossene Klangschalen gelten heute Indien und Nepal. Gegossene Klangschalen kommen in hervorragender Qualität aber auch aus Japan (Rin-Schalen).

Woraus werden Klangschalen hergestellt?

Klangschalen werden aus Metallmischungen oder Quarzsand (Kristallklangschalen) hergestellt. Für die körperorientierte Arbeit sind zunächst Klangschalen aus Metallen interessant.

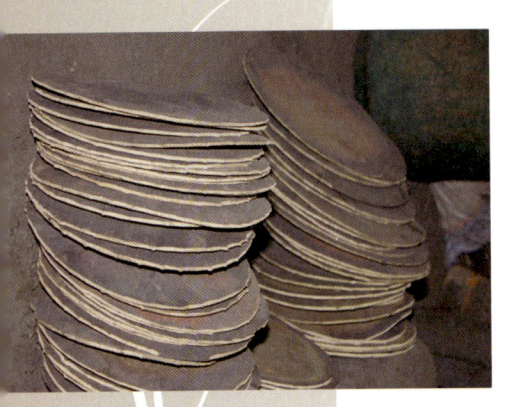

Wie werden Klangschalen aus Metall hergestellt?

Für Klangschalen aus Metall gibt es grundsätzlich zwei unterschiedliche Herstellungsverfahren: Die Schale wird geschmiedet oder gegossen.

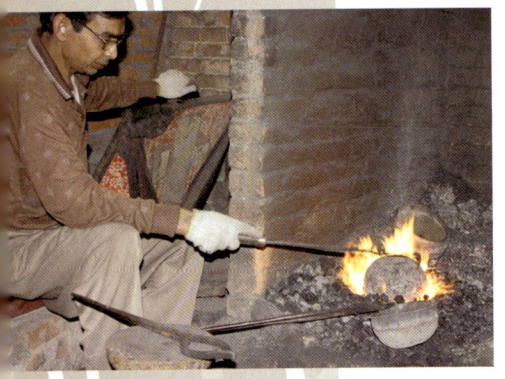

Die Herstellung geschmiedeter Klangschalen ist ein sehr komplexer Prozess, an dem viele Menschen beteiligt sind. Ein Team von Handwerkern arbeitet bei diesem Prozess eng zusammen. Viel Sensibilität und Teamkompetenz sind gefragt – vor allem bei der Herstellung hochwertiger Therapieklangschalen, weil diese höchst exakte Kriterien erfüllen müssen. Fällt ein Handwerker, z. B. durch Krankheit, aus, kann er nur schlecht durch jemand anderen ersetzt werden. Das Team würde nicht so gut zusammenarbeiten, die Ergebnisse wären schlechter. Also wird auf die Genesung des Kollegen gewartet.

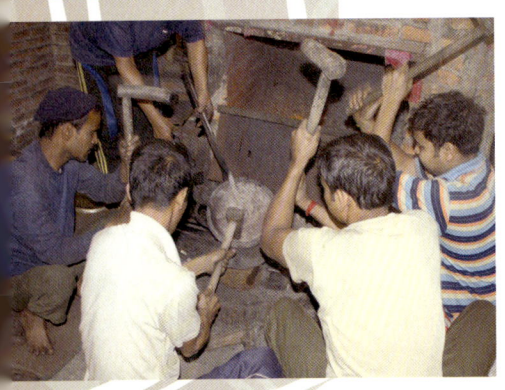

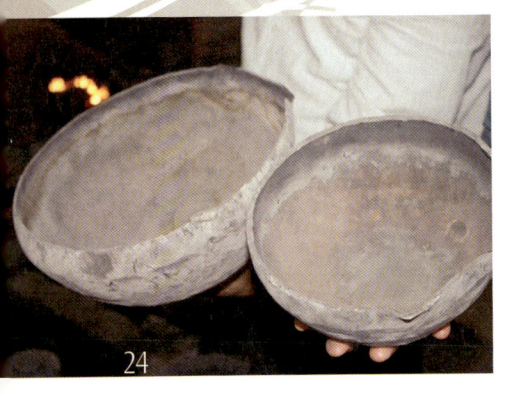

Von oben nach unten:
- Rohlinge für zukünftige Klangschalen
- Der Rohling wird bis zu 100 Mal zum Glühen gebracht und zur Schale geschmiedet.
- Die Form der Klangschale wird herausgeschmiedet.
- Die Schale hat jetzt ihre Form und kommt in die Endbearbeitung.

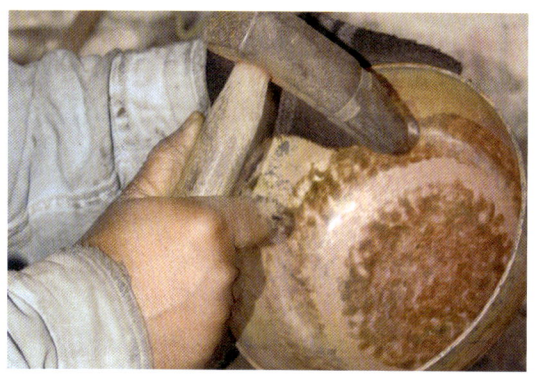
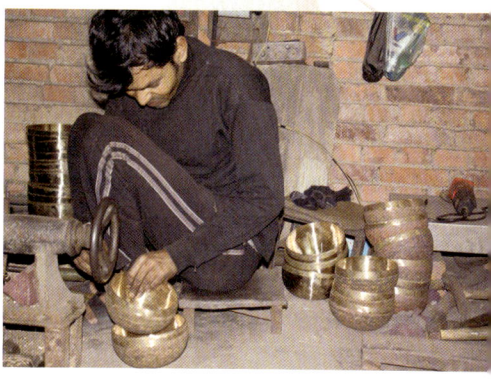

Jede Schale hat ihre ureigene handgefertigte Gussform.

Ein fertiger Rohling kommt heraus, der von überstehenden Rändern befreit und dann poliert wird.

Mehrere Arbeitsschritte sind nötig, um eine Klangschale zu gießen. Diese Art der Herstellung ist dennoch zeitsparender und auch einfacher als das Schmieden der Schalen.

Worin unterscheiden sich geschmiedete und gegossene Schalen?

Sie unterscheiden sich zunächst einmal ganz deutlich im Klang. Der Klang geschmiedeter Klangschalen ist körperhaft, erdverbunden, voll und sinnlich. Der Klang gegossener Klangschalen ist reiner und klarer, viel lichthafter und vergeistigt.

In aller Regel werden gegossene Klangschalen nur in sehr kleinen Größen hergestellt. So finden wir auf dem Markt vorwiegend gegossene Schalen von ca. 6 cm bis 16 cm, während wir geschmiedete Klangschalen in allen erdenklichen Größen bis hin zu 60 cm und mehr finden können.

Gegossene Schalen wirken in ihrem Aussehen eben und gleichmäßig, bei geschmiedeten Klangschalen ohne Feinschliff (Basarware) sind dagegen oft noch die Hammerspuren vom Schmiedevorgang und andere Unregelmäßigkeiten zu sehen.
Während geschmiedete Schalen schon mal einen Stoß aushalten, sind gegossene Schalen empfindlicher und gehen schneller kaputt.

Und was für eine Klangschale verwende ich nun für eine Massage am Rücken?

Die Klangschalen sind Ihr wichtigstes Handwerkzeug. Das Allerwichtigste ist, dass sie

- die Muskulatur angemessen berühren,
- die Körperräume angemessen »befühlen«,
- die natürliche Schwingungsordnung des gesamten Menschen nicht stören, sondern diese klanglich richtig bedienen.

Klangschalen, die für eine Klangmassage am Rücken eingesetzt werden sollen, müssen also folgende Kriterien erfüllen:

- Größe, Bauart und Gewicht sollen an die behandelten Körperregionen und deren Muskulatur angepasst sein.
- Sie sollen den energetischen Ansprüchen der Körperregion angepasst sein.
- Ein Set von Klangschalen soll mit ihrem Frequenzspektrum immer die natürliche Ordnung des menschlichen Schwingungskörpers klanglich nachempfinden können.
- Die Klangausbreitung jeder Schale sollte einem ganzheitlichen Menschenbild entsprechen.
- Die Klangfarbe soll an entsprechender Stelle Fülle und Körperlichkeit transportieren, an anderer Stelle Lichthaftigkeit, Kontemplation und Geistigkeit.
- Die Schalen sollen ungestört klingen und gut vibrieren.

Wie kann ich geeignete Klangschalen erkennen?

Wichtig ist zuerst einmal, zwischen üblicher Basarware und Therapieklangschalen zu unterscheiden. Basarware wird in großen Mengen hergestellt. Diese Klangschalen haben keine spezifischen erwünschten Eigenschaften. Zumeist erzeugen sie sehr schöne Klänge und können daher gut bei Klangmeditationen oder Fantasiereisen eingesetzt werden.

Klangschalen und Klangschalen-Sets sollten für die Klangheilung am Körper aber die natürliche Ordnung des menschlichen Schwingungskörpers klanglich umsetzen. Nur so kann die Heilung durch Klangschwingungen voll wirken!

Übliche Basarware, die leider oft fälschlicherweise als »Therapieklangschalen« bezeichnet wird, leistet das zumeist nicht. Das hat zur Folge, dass nicht das volle Heilungspotenzial der Klangmassage ausgeschöpft wird, die Klangmassage nicht gut vertragen wird oder gewünschte Behandlungsergebnisse ausbleiben.

Therapieklangschalen werden nicht in Massenproduktion hergestellt. Jedes Stück muss mit größter Sorgfalt gefertigt werden, um ganz bestimmte klangliche Anforderungen zu erfüllen. Therapieklangschalen eines bestimmten Typs sehen dann auch ziemlich gleich aus, haben annähernd dasselbe Gewicht, dieselbe Größe und Form. Diese Feinabstimmung ist aufwendig und erfordert eine ausgereifte Schulung und ausgesprochen viel handwerkliches Können.

**Exkurs für Neugierige
Kleine Klangschalenkunde**

Bunte Vielfalt auf den Basaren dieser Welt: Basarklangschalen

Basarware taucht in unterschiedlichster Ausformung auf. Selten gleicht ein Stück dem anderen. Eine bunte Vielfalt von Klangschalen mit unspezifischen Eigenschaften (Klangfarbe, Frequenzspektrum, Klangausbreitung, Dauer des Klanges, Gewicht) entsteht.

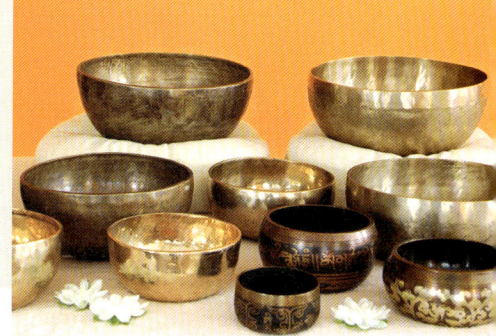

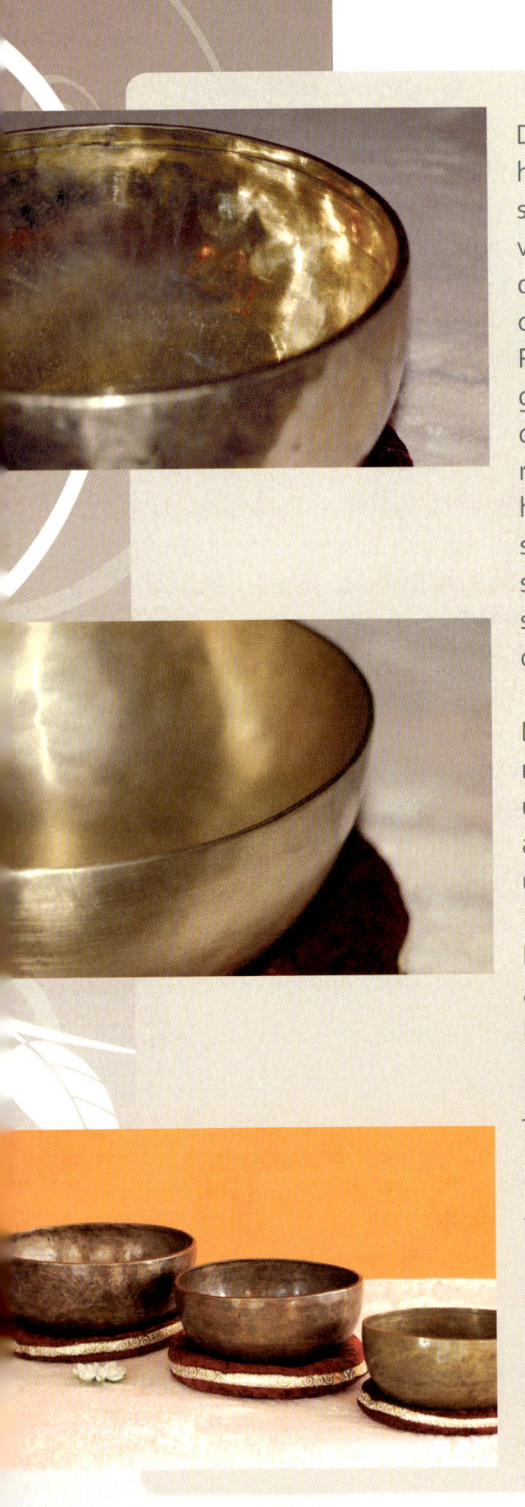

Der dicke Rand, das hohe Gewicht und die hohe, leicht nach innen gerichtete Wand sind in dieser Größenordnung (26 cm) von Basarware häufig zu sehen. Oft wird dieser Schalentyp vom üblichen Handel oder Großhandel als für das Becken, den Rücken- und Bauchbereich passend ausgegeben. Wir sind hier anderer Meinung, denn diese Bauart gibt einen sehr strukturierten, klaren Klang ab, der in den Raum hinein »strömt«, sich also zielgerichtet, strahlenähnlich ausbreitet. Dieser »Strahl« schafft wenig Resonanzraum für eine heilsam erdende Anbindung des Empfangenden in den unteren Körperbereichen.

Diese kleine Basarschale (19 cm) hat einen dünnen Rand, der sie für ihre Größe untypisch tief klingen lässt. Dennoch ist auch ihre Klangausbreitung zielgerichtet und geradlinig.

Dieses Set von Basarklangschalen mit absteigender Größe sieht auf den ersten Blick wie ein typisches Set von Therapieklangschalen aus. Beim Anspielen fällt jedoch auf, dass das Frequenzspektrum sowie die Klangausbreitung der Schalen den menschlichen Schwingungskörper – unter Beachtung eines ganzheitlichen Menschenbildes – nicht angemessen bedienen können.

Wir sehen den Platz dieser Klangschalen eher im Bereich der Klangmeditation und Ähnlichem.

Therapieklangschalen

Therapieklangschalen werden jeweils für ganz spezifische Anforderungen an Frequenzraum und Klangausbreitung, die genau definiert wurden, von Hand gebaut. Daher sehen sich Klangschalen eines bestimmten Typs alle recht ähnlich, haben aber trotzdem jeweils ihren ureigenen Klang.

Für die in diesem Buch vorgestellten Anwendungen benötigen Sie zwei Typen von Therapieklangschalen:

Die tiefe Torsoklangschale

Dieser Schalentyp sollten eine dünne Wandung und für ihre Größe relativ wenig Gewicht haben. Diese Bauweise sorgt, neben anderem, für einen zuverlässig tiefen Frequenzbereich mit ausgeprägtem Obertonspektrum, sehr lang anhaltenden Klang und großflächige Klangausbreitung. Das Bild des Klanges entspricht einem flächigen, tragenden Klangteppich.

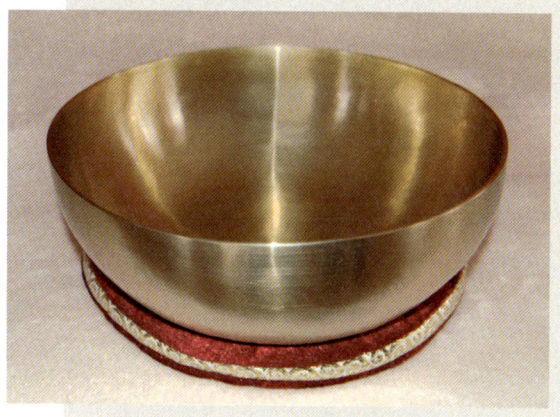 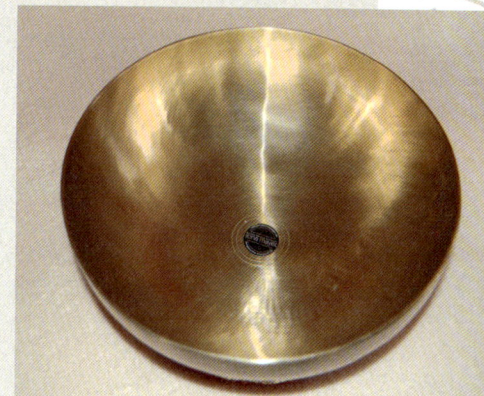

Die hohe Torsoklangschale

Eine hohe Torsoklangschale unterscheidet sich in Bauart und Klang deutlich von der tiefen Torsoklangschale. Sie sollte kleiner sein, ihre Wandung deutlich stabilisiert. So halten diese Schalen ein etwas höheres Klangspektrum als die tiefe Torsoschale.

Die Klangausbreitung ist deutlich konzentriert. Die Klangfarbe ist voll und körperhaft. Diese Schale findet ihren Einsatz am oberen Rücken, der Brust und dem gesamten Schultergürtel.

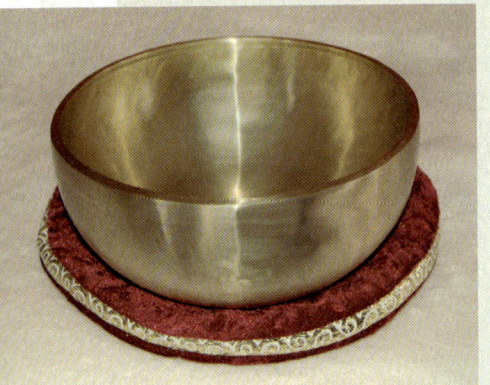
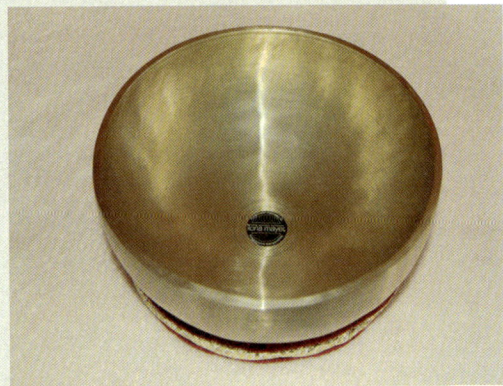

Das 5er-Therapieklangschalen-Set: für Fortgeschrittene, Praktiker und Masters

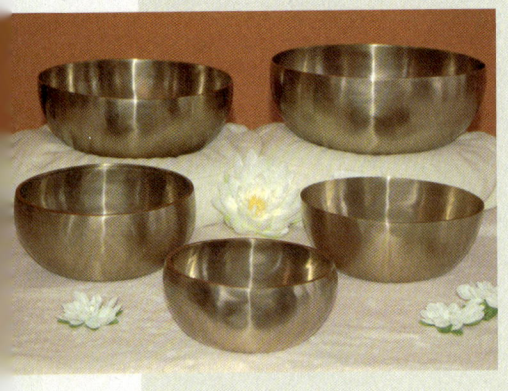

Wenn Sie über die Rückenmassage hinaus Klangmassagen geben möchten, benötigen Sie noch weitere Schalen. Alle Schalen sind so gebaut, dass sie die einzelnen Aspekte und die natürliche Ordnung des menschlichen Schwingungskörper repräsentieren. Im Set setzen sie gemeinsam die Anforderungen eines ge-

Hinten links: tiefe Torsoschale, rechts: Erdstern; Mitte links: hohe Torsoschale, rechts: Vitalkörperschale; vorn: Baschale

ordneten und damit auch heilbringenden Systems Erde, Mensch und Spiritualität klanglich um. Sie lassen so eine ganzheitliche Klangmassage zu.

Anregung:

Klangschalen sind beseelte Instrumente, und Therapie-Klangschalen sind eine Anschaffung fürs Leben. Sie sind sicherlich teurer als übliche Basarware. Aber es lohnt sich, sich möglichst gutes Handwerkzeug zu leisten. Ihre Empfangenden werden es Ihnen danken, und Ihre Behandlungsergebnisse werden entsprechend besser ausfallen.

Mit welchem Sänftel (Schlegel/Schlägel/Schlögel) spiele ich die Schalen an?

Sänftel sind unsere direkten Werkzeuge. Sie erst bringen die Schale zum Klingen und öffnen uns damit deren wahres Wesen und Potenzial. Es gibt ganz verschiedene Arten von Sänfteln, und genauso verschieden sind die Klänge – die Gesichter, die Seelen – unserer Instrumente. Aus diesem Grund empfehle ich, auch bei der Auswahl der Sänftel kritisch zu sein.

Für unsere Arbeit mit den Klangschalen am Körper verwenden wir in erster Linie Sänftel, die einen Filzkopf und einen Holzstiel aufweisen. Der Filzkopf sollte der Bauart der Klangschale angepasst sein und so die volle Klangentfaltung gewährleisten.

Angenehm und zuverlässig sind Sänftel, deren Filzkopf eine genormte, im ganzen Kopf gleichbleibende Filzdichte (also Härte oder Weichheit) einhalten. Billigprodukte gewährleisten diese Qualität zumeist nicht.

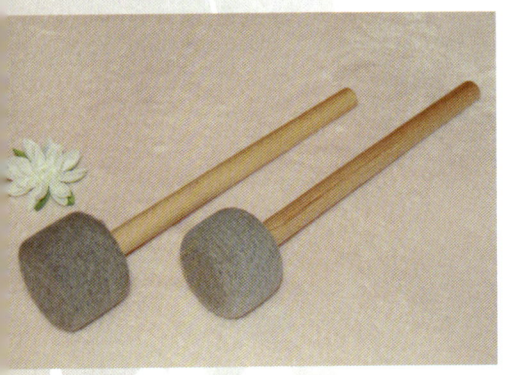

Diese in Deutschland gefertigten weichen und harten Sänftel liegen gut in der Hand, haben ein sehr angenehmes Gewicht, ihr Filzkopf ist genormt. Sie lassen sich bei unserer Arbeit zuverlässig einsetzen. Wir können mit ihnen Lautstärke und Hauptfrequenz der Klangschalen zielgerichtet anspielen.

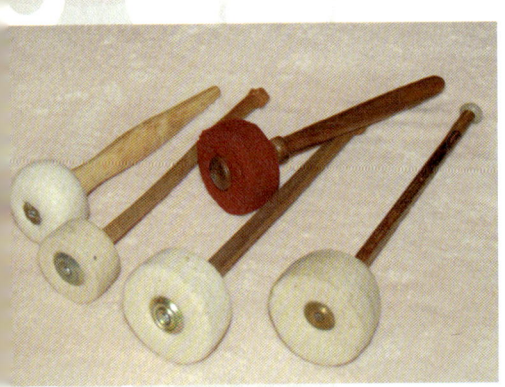

Diese Sorte von Sänfteln finden wir preisgünstig auf den Basaren. Doch zumeist weist der Filzkopf Unregelmäßigkeiten wie harte Schnittkanten oder harte Klebstoffflecke auf.
Dies macht ein zielgerichtetes Anspielen der Lautstärke und Frequenz schwierig. Daher ist er für den therapeutischen Bereich nicht der Sänftel der ersten Wahl.

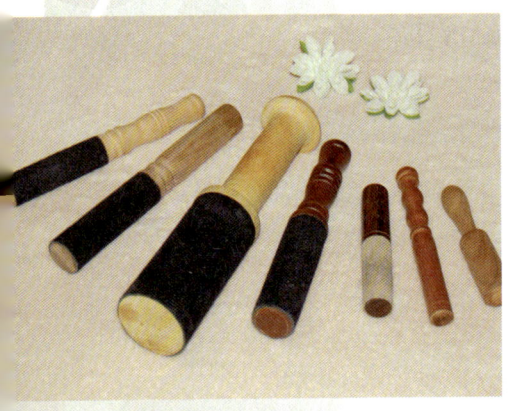

Reibemallets

Reibemallets gibt es in den verschiedensten Ausführungen. Sie werden oft der Basarware beigelegt. Bespielen wir die Instrumente damit, hören wir einen metallischen und eher harten Klang. Eine andere Möglichkeit bietet dieses Zubehör aber auch noch: das Anreiben der Klangschale (siehe Seite 43).

Die vorbereitete Umgebung

Vor allem im professionellen Bereich ist die vorbereitete Umgebung ein wichtiger Bestandteil der Behandlung. Die Umgebung sollte attraktiv und ästhetisch gestaltet sein. So gibt sie unserem Empfangenden bereits bei seinem Ankommen die Möglichkeit, sich vom Alltag zu lösen, sich willkommen zu fühlen und sich in eine entspannende Schwingung hineinzubegeben.
Aber auch wenn Sie als Einsteiger in Ihren Privaträumen behandeln, können Sie auf einige Dinge achten.

Die Räumlichkeit

Der Raum, in dem Sie Ihre Klangmassage geben, sollte allem voran angemessen temperiert und möglichst ruhig sein. Nichts reißt den Empfangenden schneller aus der Entspannung als zu frieren oder heulende Sirenen zu hören. Normale Alltagsgeräusche, die außerhalb des Behandlungszimmers entstehen, werden dagegen selten als störend empfunden.

Schön ist es zudem, wenn die Umgebung bereits das ausstrahlt, was Sie mit Ihrer Anwendung erreichen möchten: befreites Durchatmen, Herzenswärme, Ordnung und Licht.

Nehmen Sie sich Zeit, um den Raum vor Ihrer Klangmassage in eine gute Schwingung zu bringen. Wenn Sie möchten, reinigen Sie ihn energetisch, lüften Sie, beduften Sie ihn dezent und sorgen Sie für angenehmes Licht und angemessene Ordnung. Es hat sich bewährt, dass Decke, Kissen, Klangschalen und alles, was Sie brauchen, seinen festen Platz hat und dort vorbereitet auf seinen Einsatz wartet.

Die Klangschalen

Es ist wichtig zu wissen, dass geschmiedete Klangschalen häufig kalt sind. Je kälter der Raum, in dem sie aufbewahrt werden, desto tiefer sitzt auch die Kälte in den Schalen. Aber selbst im Sommer bei normaler Zimmertemperatur neigen sie dazu, im Vergleich zur menschlichen Körpertemperatur kalt zu sein und sich beim Auflegen als Kältequelle zu erweisen. Dies ist für unseren Empfangenden ausgesprochen unangenehm und steht somit einer tiefen Entspannung entgegen. Wir empfehlen, die Klangschalen grundsätzlich anzuwärmen.

Eine Heizdecke stellt eine unkomplizierte Möglichkeit dar, die Instrumente warmzuhalten. Auch Heizkörper, die in Betrieb sind, bieten eine gute Möglichkeit. Man lagert die Klangschalen am besten auf einem weichen Filzstreifen. So werden unnötige metallische Geräusche beim Wegnehmen und Hinstellen während der Behandlung vermieden. Aber auch Wärmflaschen sind eine unkomplizierte Variante an warmen Tagen.

Die Klangmassageliege und andere Möglichkeiten

Im professionellen Bereich ist es selbstverständlich, dass der Empfangende den Komfort einer Massagebank genießen darf. Vor allem betagtere oder kranke Menschen legen sich nicht gern auf eine bodennahe Unterlage oder gar direkt auf den Boden.

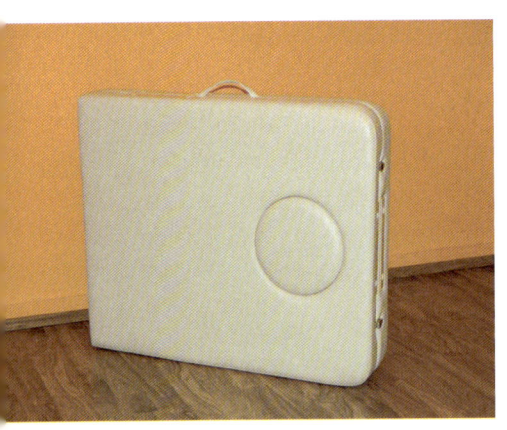

Wenn Sie über die Anschaffung einer Massageliege nachdenken, empfehlen wir Ihnen eine Klangmassageliege. Sie ist flexibel, leicht, strapazierfähig und kann raumsparend verstaut werden. Wenn Sie Ihre Klangmassagepraxis ausweiten und eine ganzheitliche Klangmassage mit Klangschalen durchführen möchten, können Sie sie mit Verbreiterungen und Verlängerungen ergänzen. Zudem kann man sie für andere, klassische Massagetechniken verwenden.

Beachten Sie, dass es Klangmassageliegen in den unterschiedlichsten Qualitäten gibt, die man auf den ersten Blick nicht erkennen kann. Viele Billiganbieter liefern Ihnen nur sehr unzureichende Qualität, was Standfestigkeit, die Stabilität im Allgemeinen, die Strapazierfähigkeit und die Unbedenklichkeit des Bezugskunstleders angeht.

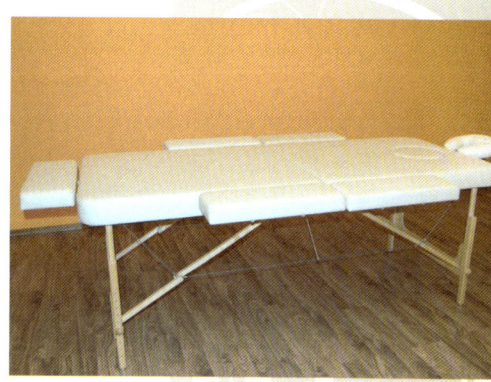

Im privaten Rahmen als Einsteiger trägt eine übliche Massagebank zur Bequemlichkeit bei – und das nicht nur für den Empfangenden! Auch Sie als Gebender verwöhnen an der Massagebank bequemer und leichter.

Dennoch können Sie, wenn Sie keine Massageliege haben und es der Situation und dem Empfangenden angemessen ist, mit ruhigem Gewissen einmal einen ganz anderen Ort für die Behandlung auswählen.

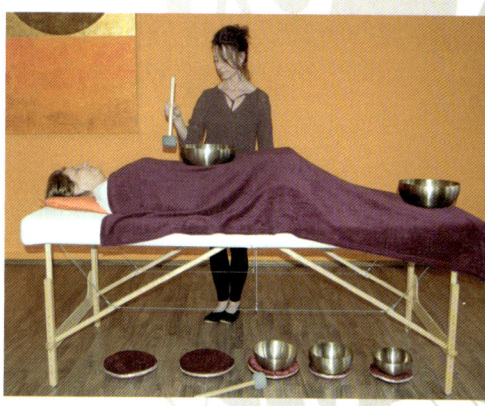

Gerade mit Jugendlichen kann zu bestimmten Anlässen eine Klangmasse auf der Wiese im Freien eine schöne Variante sein.

Es gibt Klangpraktiker, die sich bei einer Lagerung auf dem Boden eine intensivere Erfahrung der Erdung und Erdangebundenheit für den Empfangenden versprechen. Diese Idee kann unter angemessenen Umständen ihre Berechtigung haben. Für den Gebenden ist grundsätzlich zu bedenken, dass seine Bewegungsfähigkeit eingeschränkt ist. Das Arbeiten kann anstrengender sein als an einer Liege.

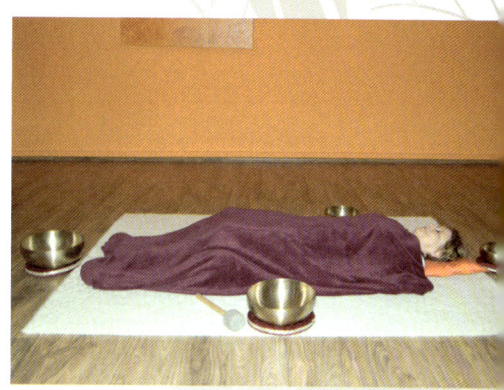

Wenn unser Empfangender das Bett nicht verlassenkann, ist es natürlich auch möglich, hier Klangmassagen zu geben. Wenn auch, durch die niedere Betthöhe, der Gebende mehr gefordert ist als an der Liege.

Für die Anwendung zu Hause oder im nahen Freundeskreis können Sie auch einfach aus allem, was ein Haushalt so hergibt, Ihre ureigene »Massagebank« basteln, beispielsweise aus einem großen Tisch, Polstern der Gartenstühle, Wolldecken, Kissen ...

Die optimale Liegeposition

Egal, wo Ihr Empfangender liegen wird, er soll in jedem Fall bequem liegen. Allem voran sorgt eine weiche Unterlage dafür. Zudem benötigen Sie ein Kopfkissen, evtl. ein großes, flaches Kissen (Bauchkissen) und eine feste, breite und lange Knierolle. Ein Augenkissen und eine wärmende Decke oder ein leichtes Leinentuch geben eine angenehme Hülle während der Klangmas-

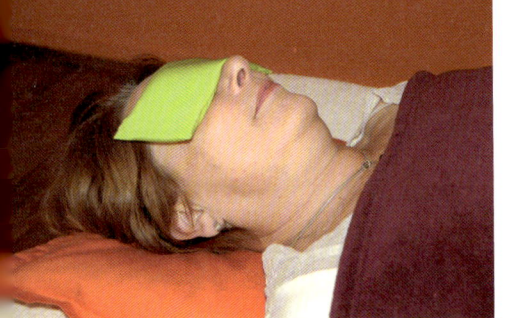

sage. Ihr Empfangender fühlt sich so noch geborgener und gut aufgehoben!

Lagerung auf dem Rücken mit Augenkissen

Augenkissen führen den empfangenden vom »Außen« ins »Innen« und unterstützen somit seine Entspannung.

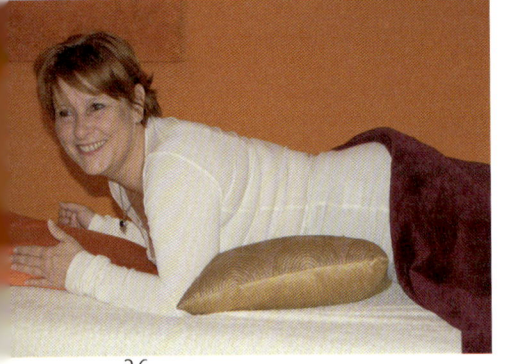

Lagerung auf dem Bauch mit Fußrolle und evtl. mit Bauchkissen

Wir setzen das Bauchkissen bei Empfangenden ein, die über Schmerzen im unteren Rücken klagen. Außerdem bei Frauen mit großer Oberweite, die deretwegen nicht gern auf dem Bauch liegen.

Beachten Sie bitte, dass die Verwendung eines Bauchkissens immer nur ein Versuch ist. Bei vielen hilft es, die Bauchlage komfortabel zu gestalten. Sollte trotz Bauchkissens die Lagerung auf dem Bauch unbequem sein, sehen Sie bitte davon ab. Dann lassen Sie Ihren Empfangenden auf dem Rücken liegen und behandeln am Bauch.

Die Hülle

Eine Decke oder ein dünnes Leinentuch geben dem Empfangenden eine Hülle und lassen ihn in diesem Schutz noch leichter entspannen.

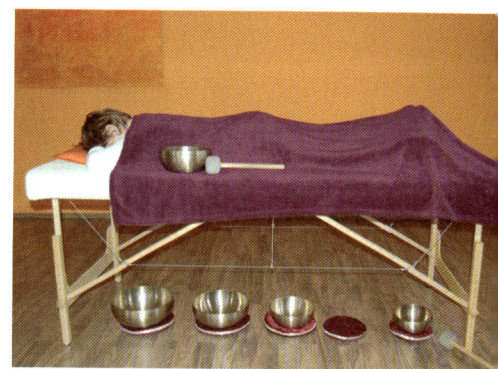

Mein vorbereitetes »Ich«

Empathie

Mit Empathie wird im Allgemeinen die Fähigkeit beschrieben, Gefühle, Absichten und Persönlichkeitsmerkmale eines Menschen zu erkennen und die eigenen Gefühle, die als Reaktion darauf entstehen, zu reflektieren. Übersetzt wird der Begriff oft mit »Einfühlungsvermögen«. Je mehr Sie in sich selbst ruhen, präsent und in ihrer eigenen Mitte sind, je mehr Sie auf die Klangschalen eingestimmt sind, desto einfühlsamer wird ihre Arbeit sein. Und umso mehr können sie Ihre eigenen Befindlichkeiten aus der Begegnung mit einem Empfangenden herausnehmen.

Meine eigenen Grenzen erkennen

Natürlich sind Sie als Gebender bereit, zu geben – vielleicht sogar, viel zu geben. Zu viel gegeben zu haben wäre jedoch eine Grenzüberschreitung, was sich darin äußern kann, dass Sie sich nach der Klangmassage selbst ausgelaugt und geschwächt fühlen.

Ursache für dieses Zuviel kann Ihre eigene Unsicherheit sein, Ihr überhöhter Anspruch an Sie selbst oder das Bedürfnis nach Zuwendung von Seiten des Empfangenden, das Sie zumeist nur vage wahrnehmen.

Wir, die wir es mit »Geben« oder vielleicht auch mit »Therapieren« zu tun haben, kennen diese ungünstige Situation der eigenen Schwächung. Es ist dann notwendig, uns von solchen Befindlichkeiten zu lösen, um noch mehr Freude an unserem Tun zu bekommen und um in unserer eigenen Kraft bleiben zu können. Unsere Aufgabe ist es also, Techniken zu üben und mentale Haltung zu erlangen, die uns vor diesem Ausgelaugtsein und unserer hausgemachten Überforderung bewahren können.

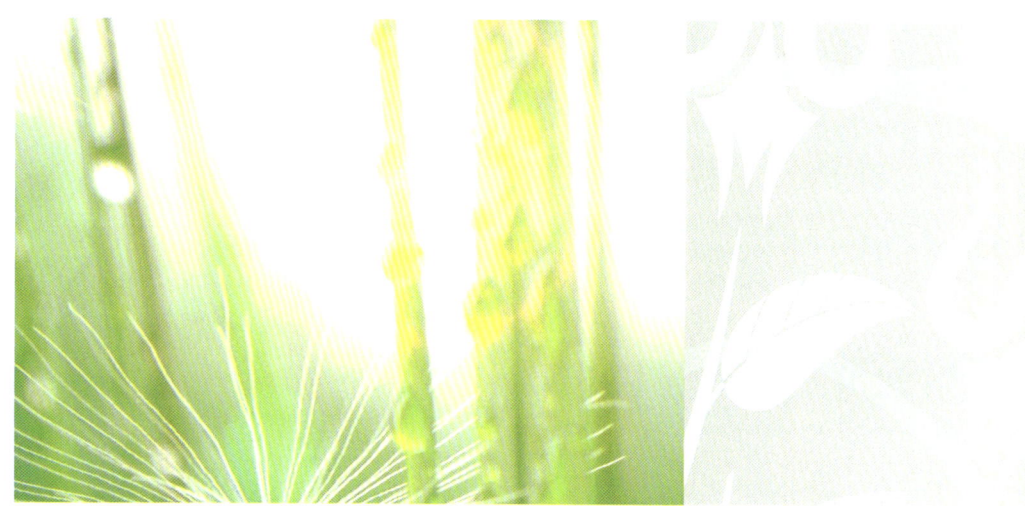

So sorge ich als Gebender gut für mich selbst

Allem voran ist es selbstverständlich, dass Sie die Klangmassage, die Sie anbieten wollen, in vollem Umfang beherrschen. Ablauf der Massage, Technik und Handhabung der Instrumente erlernen Sie durch Üben in kurzer Zeit.

Ihr mentaler Standpunkt ist eine andere Sache und erfordert manchmal Ihre besondere Aufmerksamkeit – vor allem unter den oben genannten Aspekten.

Ich biete Ihnen für Ihre Vorbereitung zur Praxis positive Gedanken an. Sie können den Text als Gebet, Affirmation oder mentales Training verstehen. Das Ziel ist, durch Worte eine Schwingung in Ihnen zu erzeugen, die Sie kräftigt, Ihren Standort bestimmt und Sie schützt. Sie können diesen Text auch singen, beten oder mit einem Musikinstrument, einer Trommel, einer Shrutibox oder was immer Ihnen liegt, begleiten.

Sie sprechen oder singen diesen Text ruhig und nach innen gerichtet direkt vor einer Behandlung. Finden Sie so viel Nähe wie möglich zu den Worten. Je vertiefter Sie diesen vertrauen und sie wirken lassen, desto gestärkter und besser positioniert werden Sie für ihre Begegnung mit dem Empfangenden vorbereitet sein. Zur Unterstützung oder zum Verankern können Sie eine Kerze anzünden oder ihre Klangschalen einspielen.

Der Text ist als Vorschlag gedacht. Selbstverständlich können Sie auch Ihren eigenen Text und Ihr eigenes Ritual entwickeln.

Mein Empfangender steht dort, wo er steht – mit all seinen Befindlichkeiten, Emotionen und Möglichkeiten. Ich als Gebender stehe dort, wo ich stehe – mit all meinen Befindlichkeiten, Emotionen und Möglichkeiten. Wir haben uns zusammengefunden. Ich bin dankbar. Ich stehe zusammen mit den Klangschalen im Dienste einer heilsamen und wandelnden Bewegung. Dabei erkenne ich, in Liebe und Achtsamkeit, meine Grenzen und die Grenzen meines Empfangenden an.

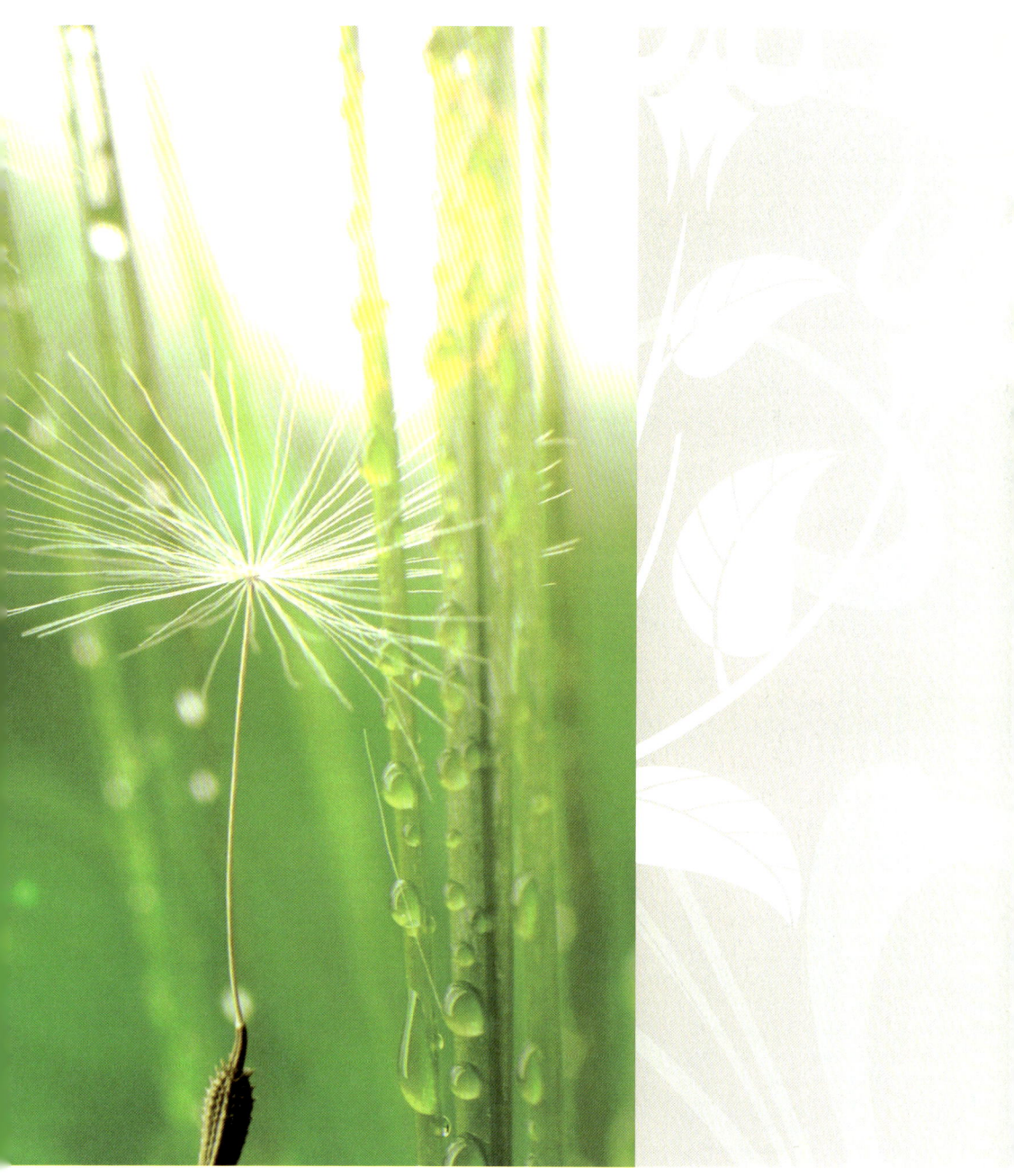

Die 12 Schritte zur einfühlsamen Klangmassage-Praxis am Rücken

Das Anspielen einer Klangschale – Jetzt tönt es richtig!

Schritt 1: Wo spiele ich die Klangschale an?

Im ersten Schritt erlernen Sie, *wo* Sie die Klangschale anspielen, damit diese gut ins Schwingen und damit auch ins Vibrieren kommt. Und Sie erfahren, wie man eine Klangschale anreibt.

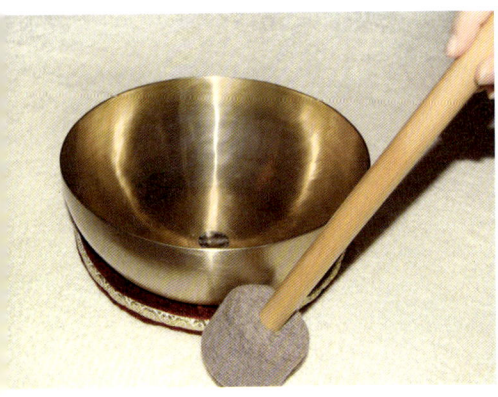

Anspielen mit dem Sänftel

Sie brauchen:
- eine größere Klangschale
- einen passenden Sänftel

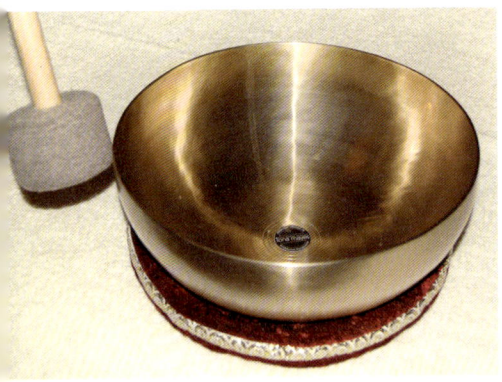

Suchen Sie sich einen gemütlichen Platz. Stellen Sie die Klangschale vor sich auf. Sie muss auf einer weichen Unterlage ruhen. Spielen Sie die Schale an verschiedensten Stellen an, hören Sie auf den Klang, und fühlen Sie ihm nach!

Was meinen Sie?

- Klingt Ihre Klangschale überall gleich?
- Gibt es Stellen, an denen sie länger schwingt, kürzer schwingt, sich dumpf anhört oder heller, leiser, lauter?
- Wo klingt sie am angenehmsten, wo schwingt sie am besten?

Fazit

➜ In aller Regel spielt man Klangschalen innerhalb ihres oberen Drittels mit dem vollen Filzkopf an. Hier schwingen Sie zumeist am besten und haben die schönste Klangentwicklung.

Anspielen mit dem Reibemallet:

Sie brauchen:
- eine größere Klangschale
- einen passenden Reibemallet

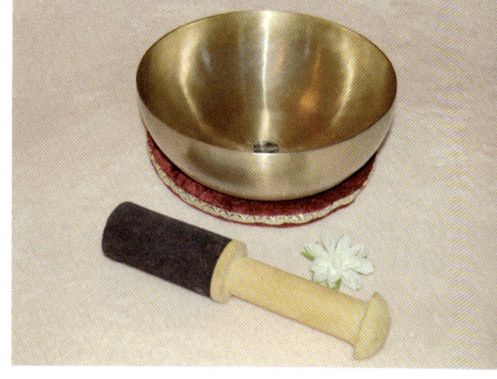

Suchen Sie sich einen gemütlichen Platz. Stellen Sie die Klangschale vor sich auf. Sie muss auf einer weichen Unterlage ruhen. Legen sie nun den Reibemallet an die Schale an. Reiben sie in einer kreisenden Bewegung den Schalenrand.

- Reiben sie zunächst mit mehr und dann mit weniger Druck.
- Reiben sie mal schneller und mal langsamer.

Was meinen Sie?

- Wie fühlt sich der entstehende Klang für Sie an?
- Haben Sie gemerkt, worauf Sie bei dieser Technik besonders achtgeben sollten?
- Ist die Intensität dieses Anspiels stärker oder schwächer als die des Anspiels mit den Sänfteln?

Fazit

➜ Der hier entstehende Klang ist eindringlicher, mit kosmisch-magischem Charakter. Die Schwingung ist sehr intensiv. Aus diesem Grund verwenden wir den Reibemallet nur sehr begrenzt.

➜ Beim Anspielen mit dem Reibemallet müssen Sie darauf achten, mit möglichst leichtem Druck und geringer Geschwindigkeit zu reiben. Ansonsten kann es passieren, dass Ihr Mallet anfängt, auf dem Schalenrand zu hüpfen. Dies führt zu außerordentlich unangenehmen Geräuschen.

Schritt II: Laut oder leise?

Im zweiten Schritt üben Sie eine Klangschale so anzuspielen, dass sie in einer angemessenen Lautstärke zu klingen beginnt.

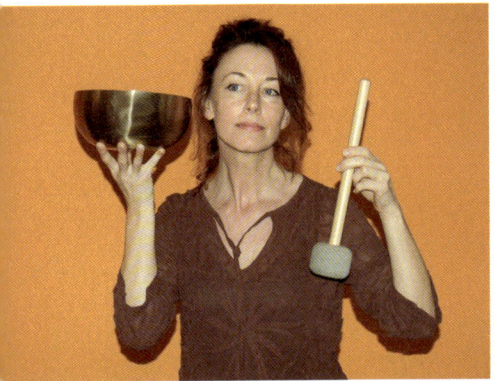

Sie brauchen:
- eine größere Klangschale
- einen passenden Sänftel

Stellen sie die Schale auf eine weiche Unterlage vor sich auf einen Tisch. Spielen Sie die Schale an, mal laut oder sehr laut, mal leise

oder sehr leise. Gehen Sie mit Ihren Ohren nah an die angespielte Schale heran, und entfernen Sie sich dann wieder. Experimentieren Sie mit den Abständen zwischen Ihren Ohren und der schwingenden Schale.
Hören Sie, und fühlen Sie in sich hinein.

Was meinen Sie?

- Spielt die Lautstärke für ihr Wohlbefinden eine Rolle?
- Gibt es ein Zulaut?
- Gibt es ein Zuleise?
- Welche Lautstärke ist angenehm, welche unangenehm?

Fazit

→ Zu laute Klänge werden als unangenehm empfunden. Eine nicht erwünschte Reaktion des Empfangenden ist die Folge: Die Gehirntätigkeit verstärkt sich, der Tonus aller Strukturen des Körpers erhöht sich, die Atmung und der Herzschlag beschleunigen sich. Ein Fluchtreflex wird ausgelöst!

→ Sind die Klänge so leise, dass sie vom Empfangenden nicht mehr gehört werden können, wird der Sinneskanal des Hörens nicht bedient und physiologische Reaktionsmuster, die unbedingt gewünschter Bestandteil einer Klangmassage sind, können nicht mehr effizient wirken (zum Beispiel das Herabfahren der Gehirnaktivität, Entspannung von Muskulatur und Gewebe, Herabsetzung von Herzschlag und Atmung über das Hören).

→ Auch steigt der Empfangende dann leichter aus der Klangmassage und aus seiner Entspannung aus.

→ Abhängig vom Ort unserer Körperarbeit ist die Lautstärke des Anspiels zu variieren. Je weiter von den Ohren entfernt wir arbeiten, desto intensiver spielen wir das Instrument an. In der Nähe der Ohren passen wir das Anspiel so an, dass es als angenehm empfunden wird.

Üben Sie, wie oben beschrieben, häufig allein mit sich. Experimentieren Sie viel mit Nähe und Abstand der Schalen zu den Ohren. Machen Sie diese Übung mit Freunden und Bekannten, und holen Sie sich deren Feedback ab. Das wird Sie im Umgang mit diesem wichtigen Thema sicherer machen.

Üben Sie, sobald Ihnen das Anspielen mit einem Sänftel gut gelingt, darüber hinaus zunehmend auch mit zwei Sänfteln. So trainieren sie ihre Beidhändigkeit. Diese brauchen Sie bereits bei der Klangmassage für den Rücken. Und, falls Sie sich weiterbilden wollen, später bei der ganzheitlichen Klangmassage oder auch für andere interessante Anwendungen mit Klangschalen.

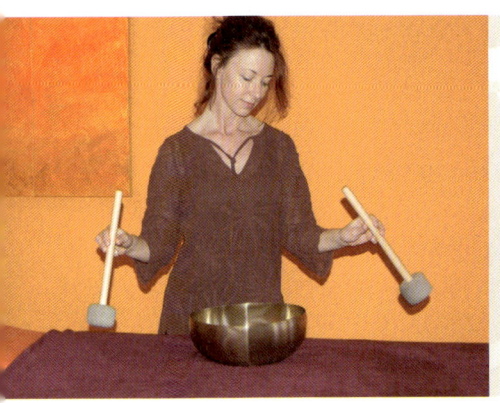

Die schwingende Klangschale – Das fühlt sich aber gut an!

Schritt III: Berührung, die unter die Haut geht

Im dritten Schritt erfahren Sie mehr über die Klangschwingung.

Sie brauchen:
- eine tiefe Torsoklangschale
- einen weichen Sänftel

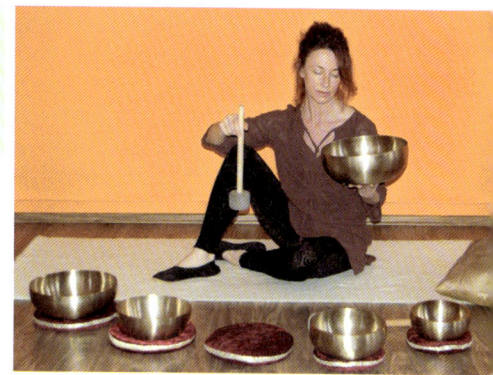

Stellen Sie die Klangschale auf Ihren Schoß. Spielen Sie die Schale mit dem Sänftel an – mal stark oder sehr stark, mal weniger stark. Achten Sie darauf, die Schale dort anspielen, wo sie am besten klingt und schwingt!

Was meinen Sie?

- Spüren sie etwas?
- Wo in Ihrem Körper spüren Sie etwas?
- Wie würden Sie das benennen, was Sie spüren?
- Wie erleben Sie die verschiedenen Intensitäten Ihres Anspiels?
- Wann empfinden sie Wohlgefühl?
- Empfinden Sie eventuell auch ein unangenehmes Gefühl?

Fazit

→ Die Schwingungen bzw. Vibrationen der tönenden Klangschale sind spürbar. Sie durchwandern die Haut des Menschen und erreichen das »Innen« seines Körpers. Ein Gefühl von Vibrieren, Kribbeln oder Schwingen wird wahrgenommen.

→ Je nach Empfindlichkeit des Empfangenden setzt sich das so ausgelöste Körpergefühl des Schwingens oder Kribbelns in den Körper hinein fort. Es wandert – für den einen mehr, für den anderen weniger spürbar – bis hinein in seine tiefsten Tiefen, durch alle inneren Organe hindurch bis zu seinen knöchernen Strukturen, hinein in jede Zelle.

→ Neben den wunderschönen Klängen der Klangschalen sind es genau diese wohltuenden Vibrationen, die den speziellen Charakter einer Massage mit Klangschalen ausmachen und das Erlebnis einzigartig machen. Ein angenehmes Körpergefühl von Leichtigkeit, Fließen und Weite entsteht.

Üben Sie, wie oben beschrieben, allein mit sich und vor allem mit anderen. Gehen Sie dabei anschließend die oben genannten Fragen mit Ihren Empfangenden durch. Erwarten Sie gespannt die Antworten. So erhalten Sie viel Feedback, das Sie in Ihrer Durchführung der Massage mit Klangschalen sicherer machen wird.

Exkurs für Neugierige
So breiten sich die Klangschwingungen aus

Das Medium für diese Bewegung der Klangvibrationen ins Innere unseres Körpers hinein und im Innen selbst sind die Körperflüssigkeiten. Diese bestehen hauptsächlich aus Wasser. Die Weltgesundheitsorganisation (WHO) gibt als Richtwerte für die Abschätzung des Wasseranteils bei normalgewichtigen Personen 60–75 % bei Kindern, bei Frauen 50–55 % und bei Männern 60–65 %, an.
Interessant für unsere Arbeit ist es zu wissen, dass selbst die Knochen noch einen Wassergehalt von ca. 22 % haben. Das bedeutet im Schluss, dass die Klangschwingungen bis in diese Tiefen hinein zu wirken vermögen!

Das sollte nicht passieren:
Die Überflutung – Wenn es des Guten zu viel wird!

Schritt IV: Die Überflutung

Im vierten Schritt bekommen Sie ein Gefühl für das Phänomen, das wir Überflutung nennen.

Neben all den Annehmlichkeiten und positiven Wirkungen einer Klangmassage mit Klangschalen gibt es auch ein Syndrom, das wir als Praktizierende vermeiden müssen: Wir nennen es »Überflutung«. Eingedenk der Tatsache, dass wir mit den Klangschwingungen die Körperflüssigkeiten anregen, lade ich Sie an dieser Stelle ein, das folgende Experiment durchzuführen. Fühlen Sie sich in das, was sich Ihnen zeigt, hinein, hören und schauen Sie!

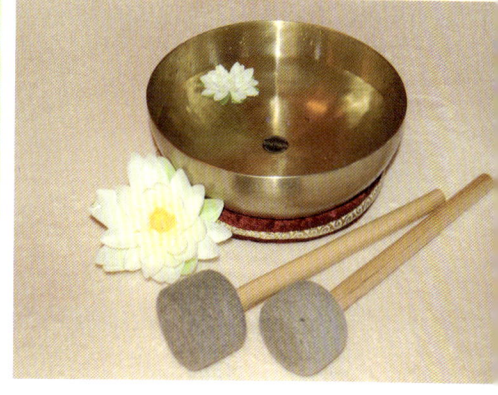

Sie brauchen:
- eine mit Wasser gefüllte tiefe Torsoklangschale
- einen weichen Sänftel
- einen harten Sänftel

Suchen Sie sich einen gemütlichen Platz. Stellen Sie die mit Wasser gefüllte tiefe Torsoklangschale vor sich auf. Sie sollte auf einer weichen Unterlage ruhen.

Spielen Sie die Schale an. Benutzen Sie abwechselnd die verschiedenen Sänftel. Spielen Sie das Instrument mal stark, mal sehr stark, mal weniger stark an. Pausieren Sie zwischen jedem Anspiel. Beobachten sie die Reaktionen des Wassers in der Klangschale, und fühlen Sie hin. Halten Sie dabei das Bild der Körperflüssigkeiten des Menschen in Ihrer Vorstellung.

Spielen Sie Ihre Schale dann häufig und schnell hintereinander an, mal leicht, mal stark. Beobachten Sie die Klangbilder auf der Wasseroberfläche. Fühlen Sie die Kraft der Bewegung und der Reaktion des Wassers!

Was meinen Sie?

- Hat Ihr unterschiedliches Anspiel eine Wirkung auf das Verhalten des Wassers?
- Wie würden Sie die verschiedenen Klangbilder beschreiben?
- Welche Energie tragen diese in sich?
- Mit welchem spezifischen Anspiel haben Sie welches Bild erzeugt?
- Für welche der Anspielmethoden würden Sie sich, aus Ihrem bisherigen Wissensstand und Ihrem empathischen Hinfühlen heraus, während einer Klangmassage entscheiden?
- Welches der Wasserklangbilder trägt entspannende Energie in sich?
- Welches bestimmte Anspiel bringt diese entspannten Bilder hervor?

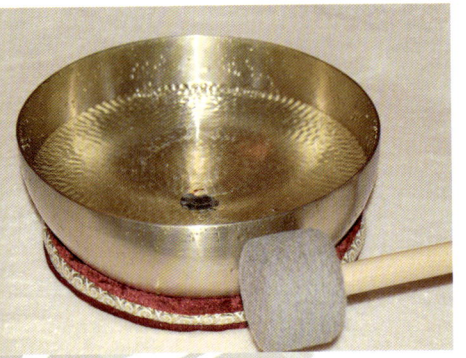

Ein leichtes bis moderates Anspielen erzeugt harmonische, strukturierte, leicht bewegte Klangbilder.

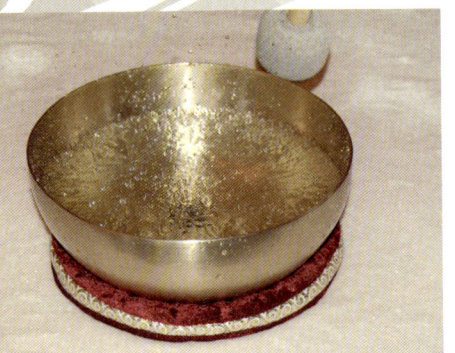

Ein starkes und häufiges Anspielen erzeugt aufgebrachte und starke Bewegungen des Wassers.

Fazit

→ Wie Sie erfahren haben, bestimmen die Stärke und Häufigkeit des Anspiels der Schale die Vibration und damit die Intensität der Wasserklangbilder. Beziehen wir dies auf den Umstand, dass die Vibrationen des Klanges unsere Körperflüssigkeiten – und damit alle umgebenden und einschließenden Strukturen – in Bewegung versetzen, ist es nachvollziehbar, dass wir als Gebende die Aufgabe haben, achtsam die Intensität unseres Spiels zu regulieren.

→ Eine ungewollte Reaktion des Empfangenden ist die sogenannte Überflutung. Ursachen hierfür und geeignete Vorsichtsmaßnahmen sind:

1. Zu starkes Anspielen – Arbeiten Sie mit Klangschalen immer aus Ihrer Sanftheit heraus!
2. Zu häufiges Anspielen – Lassen Sie die angespielte Schale immer ausklingen oder zumindest beinahe ausklingen. So bleibt die Geschwindigkeit angenehm!
3. Zu lange Behandlungsdauer – Halten Sie sich als Laie an die empfohlenen 20–30 Minuten

Symptome einer Überflutung sind unter anderem Unruhe, Kopfschmerzen, Übelkeit und Ängste.

Deshalb gilt für Sie immer:

Weniger ist mehr!

Und: Pflegen Sie einen offenen Austausch mit Ihrem Empfangenden! Achten Sie darauf, dass der Empfangende weiß, dass er Ihnen aufkommende Missbefindlichkeiten sofort, auch während der Klangmassage, mitteilen darf.

Sollten Sie dennoch einmal eine Überflutung eingeleitet haben, beenden Sie die Klangmassage sofort. Verbreiten Sie trotzdem keine Hektik oder Angst! Sie können zuversichtlich sein: Frische Luft, ein Glas kühles Wasser und aufmunternde Worte helfen im Allgemeinen gut.

Lassen Sie den Empfangenden in Ruhe wieder in eine alltagstaugliche Schwingung kommen, bevor er nach Hause geht.

Schaffen Sie Vertrauen – So beziehen Sie Ihren Empfangenden liebevoll und respektvoll in Ihre Behandlung mit ein

Je deutlicher der Empfangende Ihre Präsenz und Zugewandtheit spürt und je mehr er Ihre Empathie wahrnimmt, desto leichter und dadurch effizienter wird er loslassen, sich entspannen, sich der Klangschalenmassage hingeben und voller Vertrauen erwarten, was kommt. Er kann sich instinktiv auf eine Seinsebene begeben, in der er offen ist und sich in Ruhe sammeln kann.

Es sind einige handwerkliche Techniken nötig, um solch eine Bewegung ins Vertrauen hinein bei Ihrem Empfangenden zu fördern. Uns liegt es sehr am Herzen, dass sich der Klangpraktiker diesen Details widmet, um damit ein Aufgehobensein nonverbal zu kommunizieren. Die Belohnung ist Ihnen und Ihrem Empfangenden gewiss!

Unterstützen Sie von Anfang an die Bewegung des Geistes und des Körpers ins Vertrauen hinein

Wir als Gebende wünschen uns eine gute Interaktion mit dem Empfangenden, deren Basis ein Vertrauen ist, von dem beide gleichermaßen profitieren. Für Gebende bedeutet es, vertrauensvoll arbeiten zu können, gestärkt in dem Gefühl, dass das, was gemacht wird, willkommen und richtig ist.

Für den Empfangenden bedeutet, im Vertrauen zu sein, in einer gesammelten Ruhe anzukommen. Diese bringt ein Loslassen, Entspannung und eine neue Weite des Geistes mit sich.

Zumeist schließt unser Empfangender, sobald er liegt, die Augen, oder sein Blick ist, wenn wir unsere Klangmassage in Bauchlage beginnen, vage auf den Boden gerichtet.

Die Aufmerksamkeit und der Geist sind aber noch nach außen gerichtet und gespannt, was jetzt passiert. Was liegt da für uns als Gebende näher, als mit den Klangschalen das Wesentliche zu kommunizieren? Also verfolgbare Klangspuren zu legen, die den Empfangenden mit einbeziehen, von unserem Respekt ihm gegenüber klingen und ihn gleichermaßen »in Sicherheit« bringen – damit er sich dann weiter nach innen wenden kann.

Das empathische Vorstellen und Einführen derjenigen Schalen, mit denen wir unsere Klangmassage durchführen, ist hierfür eine schöne Gelegenheit. Es ist ein guter Beginn einer jeden Klangmassage. Es nimmt der Alltagsaufmerksamkeit die Energie und macht einen Raum für unseren Empfangenden auf, in dem er das Wesentliche, nämlich sich selbst und das »Hier und Jetzt«, zu fokussieren beginnt.

Beruhigen Sie die Gehirnwellen Ihres Empfangenden effizient, damit das Alltagsempfinden in den Hintergrund rückt

Das bedeutet nichts anderes, als dass wir unserem Ziel – dem Empfangenden durch Klänge beim »Abschalten« zu helfen, dabei, in seine Mitte zu gehen – innerhalb ganz kurzer Zeit schon viel näher gekommen sind! Denn die Aufmerksamkeit unseres Empfangenden dehnt sich in dieser leichten Trance bereits enorm in sein »Innen« hinein aus. Er verlässt also sein nach außen fokussiertes Alltagsbewusstsein und gelangt in die sogenannte »Alpha-Entspannung«.

Exkurs für Neugierige
Wachheit und Trance[2]

Gehirnwellen sind Schwankungen der elektrischen Spannung innerhalb des Gehirns. Mit einem EEG können diese Spannungsschwankun-
gen gemessen werden. Je nach dem Zustand, in dem sich ein Mensch
befindet (z. B. wach, im Schlaf, entspannt etc.) schwingen seine Gehirnwellen in verschiedenen Frequenzbändern.

Von außen kommende Reize beeinflussen die Gehirnwellen aber auch.
Dadurch kann ein Mensch in entspannte Zustände versetzt werden, in
denen unter anderem eine mentale (Um-)Programmierung sehr effek-
tiv durchzuführen ist.

Die Trance

Durch eine Veränderung der Hirnaktivität entsteht bei der Trance ein
veränderter Bewusstseinszustand. Die Aufmerksamkeit nach außen
wird herabgesetzt, die Verbindung zum eigenen »Innen« aufgebaut. Es
handelt sich also um einen Zwischenzustand zwischen einem Wach- und
einem Schlafzustand. Deshalb sind Ängste vor Willen- und Wehrlosigkeit
unbegründet. Selbst in tiefer Trance können Menschen nicht dazu gebracht werden, Dinge zu tun, die gegen ihre Grundsätze verstoßen.

Man kennt verschiedene Stufen der Trance. Die Übergänge vom normalen Wachzustand zu den verschiedenen Trancestufen sind fließend.
Mit der Klangmassage führen wir unseren Empfangenden in eine leichte Trance, während der vermehrt Alphawellen und Thetawellen mess-
bar sind.

---

2 Quellen: http://de.wikipedia.org/wiki/Mindmachine
   http://secret-wiki.de/wiki/Gehirnwellen

Die Schwingungsbereiche des menschlichen Gehirns und ihre Eigenschaften[3]

Die Betaschwingung

Schwingungsbereich der Gehirnwellen von ca. 13 Hertz bis 38 Hertz (1 Hertz ist die Maßeinheit für eine Schwingung pro Sekunde.)

In diesem Frequenzband ist das aktive Wachbewusstsein, unser Tagesbewusstsein angesiedelt. Am oberen Ende der Skala ist ein Mensch im Zustand von Stress, Hektik, Überaktivität oder sogar Angst. Es besteht keine oder kaum Verbindung zum eigenen »Innen«. Die Gedanken sind eher sprunghaft und unkontrolliert.
Auf körperlicher und seelischer Ebene können sich Stress- oder auch Angstsymptome manifestieren. Dies kann sich in leicht nervösen Erschöpfungszuständen, körperlichen Symptomen bis hin zu schwereren geistig-seelisch-emotionalen Disharmonien bewegen.

Bei einer Gehirntätigkeit im unteren Bereich der Beta-Wellen von ca. 15–21 Hertz ist der Mensch in einer guten Alltagsverfassung, mit nach außen gerichteter, hellwacher Aufmerksamkeit, einer guten Konzentrationsfähigkeit und damit effektiven Intelligenz- und Arbeitsleistung.

Im untersten Bereich von ca. 13–15 Hertz handelt es sich dann zunehmend um eine entspannte, aber immer noch nach außen gerichtete Aufmerksamkeit mit guter Aufnahmefähigkeit und ruhigem Körper.

Die Alphaschwingung

Schwingungsbereich der Gehirnwellen von ca. 13 Hertz bis 8 Hertz

Schwingen Ihre Gehirnwellen vermehrt in diesen Frequenzen, so befinden Sie sich sozusagen auf der Brücke zwischen dem Außen und Ihrem »Innen«, Ihrem Bewusstsein und Ihrem Unterbewusstsein.

---

3 Über die exakten Frequenzbereiche herrscht in der Fachwelt Uneinigkeit. Beispielsweise wird die obere Grenze des Delta-Bereichs manchmal mit 4 Hz, manchmal mit 3 Hz angegeben.

Ihre Aufmerksamkeit ist entspannt, ihr Blick nach innen frei. Dennoch sind Sie im Alltag voll und ganz präsent. Ihr Erinnerungserleben und ihre Lernfähigkeit sind erhöht. Es ist die Gehirnfrequenz des »Superlearnings«, des Lernens im Unterbewusstsein.

Schließen Sie für einige Momente Ihre Augen, atmen Sie durch – und schon sendet Ihr Gehirn vermehrt Alphawellen aus. Weitere Untersuchungen zeigen, dass auch beim Fernsehen leicht Alpha-Wellen produziert werden können.

Gegen 8 Hertz hin findet eine umfangreichere Entspannung in Körper, Seele und Geist statt. Der Mensch wird leicht schläfrig und driftet immer mehr in seine Innenwelt ab.
Wir sprechen hier bereits von einer leichten Trance.

Wir wissen, dass Yogis, Schamanen und andere spirituelle Meister, wenn sich ihr Gehirn in diesen niederen Schwingungsbereichen befindet, zu Kontakten mit der geistigen Welt kommen und aus ihnen heraus denken, handeln und heilen.

Die Thetaschwingung

Schwingunsbereich der Gehirnwellen im Bereich von 4 Hertz bis 8 Hertz

Während der Meditation und tiefer Entspannung, bei Methoden der Energiearbeit, Fernheilung, Fernwahrnehmung, bei effektiver mentaler Programmierung und Wachträumen ist eine vermehrte Theta-Gehirnwellenaktivität im oberen Bereich von 6,5–8 Hertz festzustellen. Der Zugang zu unbewussten Gedanken, zu schöpferischer Kreativität und Problemlösung wird leicht möglich.

Unter 6,5 Hertz geht es dem Einschlafen zu. Die nach außen gerichtete Aufmerksamkeit ist stark herabgesetzt, das Denken aber nicht völlig abgeschaltet. Die Gedanken reihen sich locker und ungezielt aneinander. Die betroffene Person kann träumen – ist aber noch wach. Aus diesem Zustand kann man jederzeit auftauchen. Je näher man dem Schlaf kommt, desto autonomer werden die Bilder. Die Steuerungsmöglichkeit nimmt ab und schwindet schließlich, im Delta-Wellenbereich ankommend, ganz.

Die Deltaschwingung

Schwingungsbereich der Gehirnwellen im Bereich von 4 Hertz bis 0,5 Hertz

Gegen 4 Hertz sind Tiefschlafphasen und die tiefe Trance angesiedelt. Auf körperlicher Ebene reguliert eine Aktivität dieser Gehirnströme den ausgewogenen Hormon- und Drüsenhaushalt.

Fazit

→ Gehirnwellen lassen sich nicht nur messen, sondern auch beeinflussen. Das kann u.a. durch einen visuellen, einen akustischen oder einen taktilen Reiz geschehen.

→ Man kann durch die Stimulation von Alpha-, Theta-, oder Deltawellen Entspannungszustände herbeiführen und unsere schöpferischen Potenziale, also unsere Kreativität, anregen.

→ Im Gegensatz zu „normalen" Massagen bietet die Klangmassage den großen Vorteil, dass wir hier über zwei Sinneskanäle, nämlich das Fühlen (taktiler Reiz/Vibration) und das Hören (akustischer Reiz/Klang) ansetzen, um den Anstieg beruhigender Alpha- und Theta-Wellen im menschlichen Gehirn zu fördern. Indem wir also zwei Sinneskanäle bedienen, erfährt der Empfangende zumeist schnellere und effizientere Stimulation als bei herkömmlichen Methoden.

Mit dem Einführen der Klangschale beruhigen Sie effizient und schnell über das Hörorgan die Alltagsaktivität des Gehirns und führen es in eine leichte Trance.

Unter dem Einführen und Vorstellen einer Klangschale verstehen wir ihr »Hereinbringen« in die Massage und ihr erstmaliges Anspielen innerhalb der Anwendung: Jede neue Schale, die in die Klangmassage mit hereingenommen wird, kann grundsätzlich auf die folgende oder eine ähnliche Art und Weise eingeführt und vorgestellt werden. Anschließend wird sie auf dem Körper platziert.

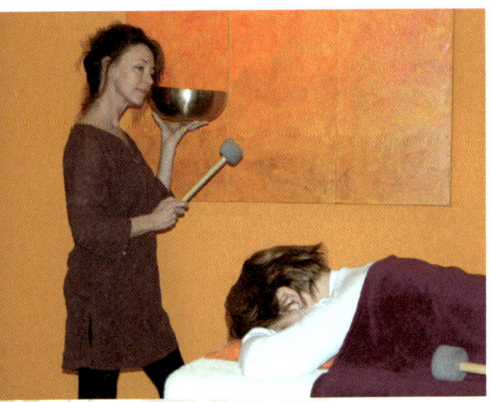

Sie brauchen:
- eine Klangschale
- den dazugehörigen Sänftel

Die Klangschale wird in einigem Abstand vom Empfangenden angespielt. Sie können diesen Moment nutzen, um sich meditativ mit ihr zu verbinden. Dies wird Sie in Ihre Mitte bringen. Sie lassen dabei die Klangschale annähernd ausschwingen.

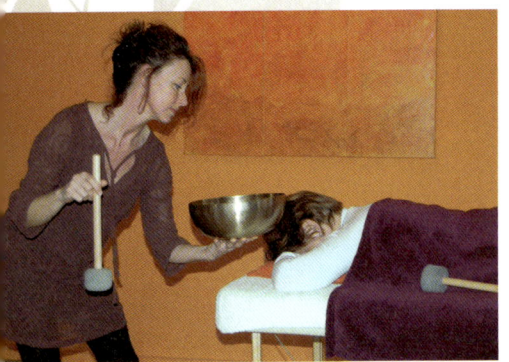

Jetzt können Sie die Klangschale Ihrem Empfangenden vorstellen, indem sie ihn mit einbeziehen.

Sie spielen die Schale nochmals an und gehen ruhig auf den Empfangenden zu. Sie achten auf die Lautstärke des Klanges. Ist diese angemessen heruntergespielt, wird das Ihnen näher gelegene Ohr des Empfangenden in einigem Abstand für 2–3 Sekunden beschallt.

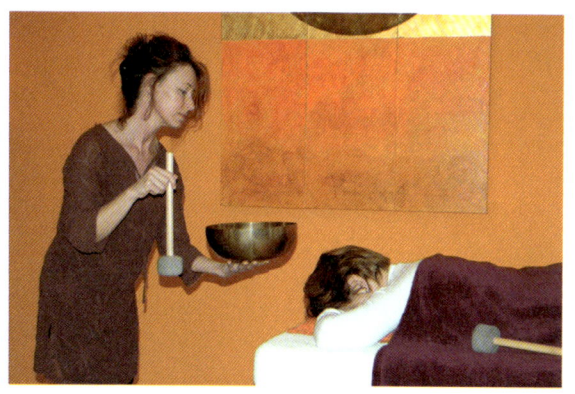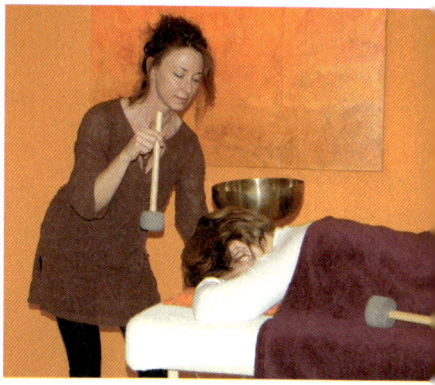

Danach umrunden Sie den Kopf mit der klingenden Klangschale bis hin zum gegenüberliegenden Ohr und lassen auch dieses für 2–3 Sekunden in Kontakt mit der Klangschwingung gehen.

Sie als Gebender können diese Vorstellung, wenn Sie möchten, wiederholen, bevor Sie mit der Klangmassage fortfahren. Ein erneutes Anspielen der Klangschale wird dann jedoch nötig werden. Achten Sie bitte darauf, dass die Instrumente wirklich niemals am Ohr direkt, sondern in einigem Abstand davon, angespielt werden. Erst wenn die Lautstärke wieder angemessen gering ist, führen Sie die Schale zum Ohr des Empfangenden!

Was meinen Sie?

- Hat das Einführen und Vorstellen der Schalen bereits entspannende Qualitäten für den Empfangenden und eventuell auch für Sie?
- Ist diese Prozedur lohnenswerter Ausdruck von Achtsamkeit gegenüber dem Empfangenden?
- Wird Ihr Empfangender so bereits ganz am Anfang mit Ihnen und den Klangschalen verbunden?
- Wirkt das Setting vertrauensfördernd?

Fazit

→ Die Klangschale ist nun eingeführt und dem Empfangenden vorgestellt. Dieser fühlt sich bedacht, (nonverbal) aufgeklärt und in-
formiert und wartet vertrauensvoll auf die nächsten Schritte.

→ Auf der physiologischen Ebene nehmen die Ohren die Schwingungen des Instruments auf und leiten sie durch das Hörsystem in
Sekundenbruchteilen weiter in die entsprechenden Gehirnareale.
Dort wird die Gehirntätigkeit gesenkt, und alle erwünschten körperlichen und seelischen Effekte können wirken.

Die Klangschale wird jetzt an dem zu ihr passenden Ort im Schwingungskörper aufgestellt:

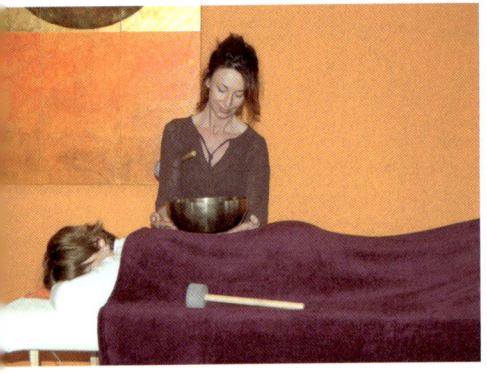

Setzen Sie nun die Klangschale mit beiden
Händen sanft auf dem Körper auf.

Steht die Schale gut, dann spielen Sie sie abschließend noch einmal an! Jetzt erst ist die
Schale vollständig platziert.

Unser Tipp: Eine einfache Haushaltsmatte hilft Ihnen, auch bei schwierigen
anatomischen Gegebenheiten einen sicheren Stand der Klangschale zu gewährleisten.

Fazit

➜ Die Klangschale ist nun innerhalb des menschlichen Schwingungskörpers angemessen platziert. Je nach Ausrichtung der Klangmassage kann sie von hier wegbewegt werden. Zumeist kehrt sie zum
Abschluss wieder an den Ausgangspunkt zurück.

➜ Auf physiologischer Ebene spürt der Empfangende jetzt die
Klangschwingung. Seine Aufmerksamkeit wird sich stark auf diese Wahrnehmung konzentrieren. Dies hat zur Folge, dass er sich
noch mehr in sein Innen hinein zurückzieht und in seine Mitte
kommt.

➜ Wir als Gebende sind aufgefordert, ihn auf diesem Weg zu unterstützen. Störungen von außen wie das Ansprechen und handwerkliche Fehler, die Krach oder Missbefindlichkeiten auslösen,
unterbrechen diesen enorm.

Schritt VI: Das Weiterbewegen der Klangschalen
während der Klangmassage

Oft werden die Klangschalen während einer Klangmassage bewegt. Es gibt
aber auch Anwendungen, bei denen sie immer den gleichen Platz halten.

Das Weiterbewegen der Schalen sollte sich für den Empfangenden immer
angenehm und harmonisch anfühlen. Unserer Erfahrung nach ist es gut, die
Schalen weiterzu*schieben*. Dies sorgt für einen angenehmen Massageeffekt.
Das Anheben und erneute Platzieren der Schalen dagegen wirkt unruhig und
stört jeden Fluss der Klangbegegnung.

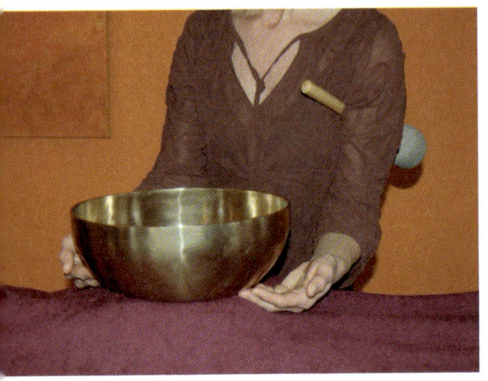

Schieben Sie die Schale mit beiden Händen am Schalenboden weiter. So stören Sie eine eventuell noch vorhandene Vibration nicht beim Ausschwingen. Achten Sie auch auf den Sänftel! In dieser Position ist er gut aufgehoben, und Sie sind in Ihrer Beweglichkeit so gut wie nicht eingeschränkt.

Schritt VII: Das Abnehmen der Schalen

Am Ende der Klangmassage – oder abhängig vom Aufbau der Klangmassage schon vorher – werden die Schalen vom Körper abgenommen. Auch diesen Akt können Sie mit Respekt, Achtung und Empathie für den Empfangenden füllen.

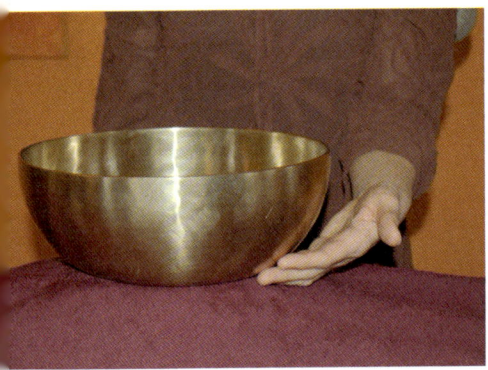

Sie brauchen:
- eine Klangschale
- einen Sänftel

Stellen Sie eine Klangschale auf eine sichere Unterlage, benutzen Sie, wenn nötig, ein Kissen oder eine Filzunterlage. Spielen sie die Schale an, und verfolgen Sie über Ihr Gehör das Ausklingen der Schale.

Wenn Sie annehmen, dass die Schale nicht mehr schwingt, tasten Sie bitte mit Ihren Fingerspitzen den Schalenboden, wie auf dem Foto zu sehen, ab.

Was meinen Sie?

- Reicht Ihr Gehör aus, um zu bestimmen, ab wann die Schale nicht mehr schwingt?
- Gibt Ihnen das Tasten bessere Informationen?
- Für welche Methode entscheiden Sie sich, um sicher festzustellen, dass die Schale nicht mehr schwingt?

Fazit

→ Zumeist ist unser Gehör nicht genug ausgeprägt, um eine Klangschale bis zu ihrem absoluten Ausschwingen zu verfolgen. Unser Tasten erweist sich in der Praxis als zuverlässiger und ist für uns als Gebende bequemer.

Es ist möglich, dass Sie nach dem Abnehmen der Klangschalen in einen Körperkontakt gehen. Probieren Sie es ruhig aus, und fragen Sie – aber bitte nur zu Übungszwecken – bei dem Empfangenden nach, was besser gefällt.

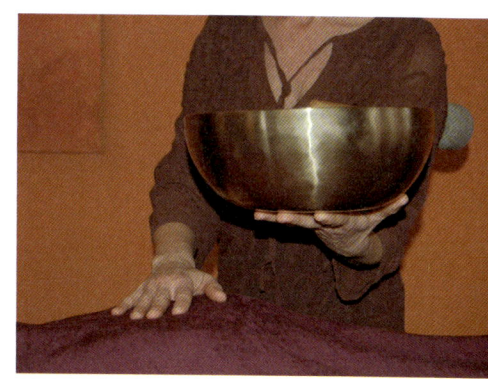

Was meinen Sie?

- Für was werden sich Ihre Empfangenden entscheiden?
- Wo liegen die unterschiedlichen Qualitäten für Sie?
- Was möchten Sie gern umsetzen?

Fazit

→ Grundsätzlich ist ein Körperkontakt nach dem Abnehmen der Schalen nicht notwendig. Die Reaktionen darauf sind unterschiedlich.

→ Zu intensive Körperkontaktaufnahme stört an dieser Stelle jedoch zumeist das (Nach-)Spüren der fließenden Klangschwingungen und ist somit unnötig!

Teilmassagen

Sie erlernen im Folgenden Bausteine, die Sie zukünftig einzeln anwenden oder miteinander verweben können.

Normalerweise beginnen wir immer in Bauchlage, also mit der Massage des Rückens. Nach Beendigung dreht sich der Empfangende um, und wir arbeiten auf der Bauchseite weiter. Sollte es aufgrund von spezifischen Befindlichkeiten nicht möglich sein, diesen Ablauf einzuhalten, steht es Ihnen frei, nur eine Rückenmassage oder eine Bauchmassage zu geben. Doch vorher noch ein kleiner Ausflug auf die Landkarte der menschlichen Muskulatur.

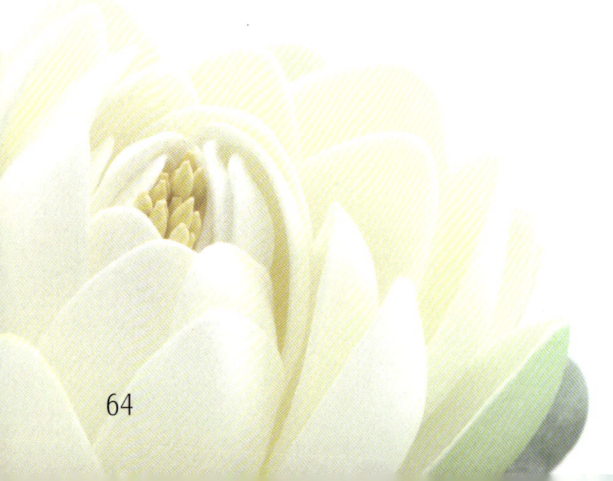

Exkurs für Neugierige
Kleine Anatomie

Teamplayer: Rücken- und Bauchmuskulatur[4]

Die Rückenmuskulatur ist ein komplexes Gerüst von Muskeln. Sie liegen in mehreren Schichten übereinander. Im Wesentlichen sind sie für die Stabilisierung, die Streckung und die Drehung der Wirbelsäule verantwortlich. Sie sollten jedoch nicht als ein isoliertes System angesehen werden, das nur für sich wirkt und arbeitet. Aus einer ganzheitlicheren Sicht erkennen wir, dass immer Verbindungen zu anderen Muskeln und Muskelgruppen, sogenannte Muskelschleifen, bestehen.

Aus den Erkenntnissen der klassischen Physiotherapie wissen wir, dass die Bauchmuskulatur in sehr enger Verbindung mit dem Rücken steht. Ein harmonisches Zusammenspiel dieser zwei Muskelgruppen ist sehr wichtig und gestaltet die Körperhaltung und die Beweglichkeit der Wirbelsäule. So ermöglichen sie zusammen den aufrechten Stand. Als Gegenspieler beugen die Bauchmuskeln den Körper nach vorn.
Eine Zusammenarbeit findet bei Seitwärtsneigungen und Drehbewegungen des Körpers statt. Dann unterstützen die Bauchmuskeln die Arbeit der Rückenmuskeln.

Bei der Brust- und Bauchatmung sind ebenfalls Bauch- wie auch Rückenmuskeln beteiligt.

Eine besondere Unterstützung und Entlastung des Rückens bieten die Bauchmuskeln beim Heben schwerer Lasten. Durch tiefes Einatmen und Luftanhalten, durch bewusstes Bauch-Einziehen während des Hebevorganges erhöht sich die Anspannung der Bauchmuskulatur. Der Druck in der Brust- und Bauchhöhle steigt. Dadurch sinkt der Druck, den die Bandscheiben beim Heben schwerer Lasten aushalten müssen, um 30 bis 50 %. Dieser Mechanismus, der Bauchpresse genannt wird, wird auch beim Stuhlgang und bei den Presswehen während der Geburt genutzt.

---

4 Quelle: http://www.medizinfo.de/ruecken/anatomie/muskeln.shtml

In der physiotherapeutischen Praxis hat dies zur Folge, dass bei der Behandlung von Rückenbeschwerden die Bauchmuskulatur immer mit im Fokus ist.

Rückenmuskulatur

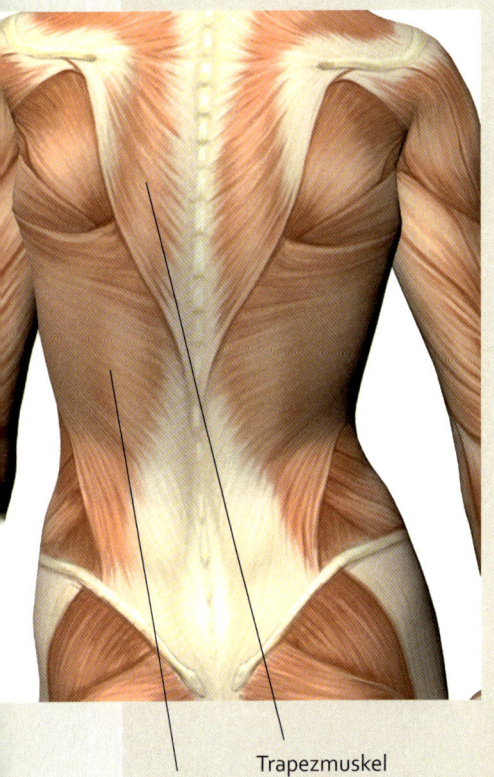

Die tiefen Rückenmuskeln gehören direkt zur Wirbelsäule und bilden ein kräftiges, die Wirbelsäule stabilisierendes Muskelgeflecht. Sie

- bilden ein Gegengewicht zur Schwerkraft und richten den Körper somit auf,
- neigen den Körper rück- oder seitwärts,
- drehen den Körper.

Die oberflächlichen Rückenmuskeln liegen in Schichten darüber. Sie

- verbinden Rücken und Arme (Trapezmuskel, Latissimus),
- unterstützen die Funktion der tiefen Rückenmuskulatur (Trapezmuskel, Latissimus),
- beteiligen sich an der Drehung des Kopfes (Trapezmuskel),
- beteiligen sich an der Hebung der Schlüsselbeine (Trapezmuskel),

Trapezmuskel
Latissimus

- stabilisieren und bewegen die Schulterblätter (großer und kleiner Rautenmuskel, Schulterblatthebemuskel, Trapezmuskel),
- helfen bei der Atmung (Sägemuskel).

Bauchmuskulatur

Die Bauchmuskulatur ergänzt und unterstützt die Rücken- und Rumpfmuskulatur bei der Bewegung und Haltung. Die Muskeln der Bauchwand bestehen aus:

- den seitlichen, schrägen Bauchmuskeln
- den vorderen, geraden Bauchmuskeln
- den hinteren, tiefen Bauchmuskeln

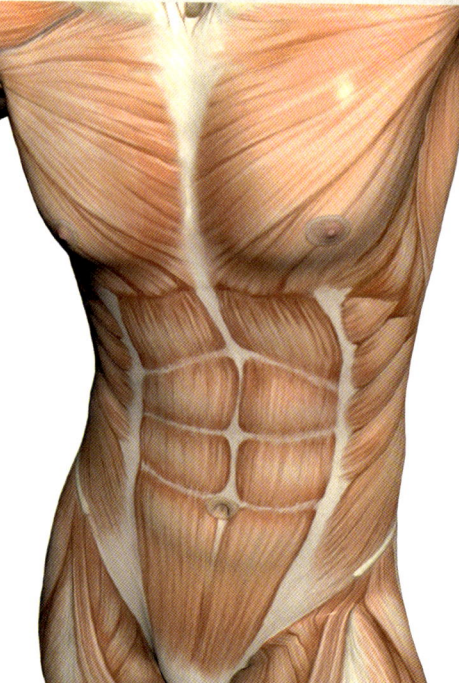

Die Bauchmuskeln haben diverse Aufgaben, die sie oft in Zusammenarbeit mit anderen Muskeln bzw. Muskelgruppen ausüben:

- Sie stabilisieren und entlasten die Wirbelsäule,
- bewegen Rumpf und Becken,
- unterstützen andere Muskeln bei der Atmung und
- üben die Bauchpresse aus.

Kommt immer im Doppelpack: Das Gesäß[5]

Das Gesäß ist aus zwei halbkugelförmigen Hälften, den beiden Gesäßbacken aufgebaut. Die knöcherne Grundlage besteht aus den Sitzbeinen des Beckens, darauf liegen die großen, mittleren und kleinen Gesäßmuskeln sowie ausgeprägte Fettpolstern.
Die Gesäßmuskulatur gehört funktionell zur Hüftmuskulatur. Diese besteht aus einer komplexen Gruppe von Muskeln, die über die Gesäßmuskeln hinausgeht. Sie alle zusammen umfassen also das Hüftgelenk und haben somit zentralen Einfluss für das Stehen und Gehen.

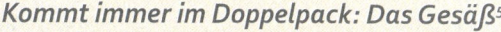

5 Quelle: http://de.wikipedia.org/wiki/Ges%C3%A4%C3%9F

Sie entspringen am knöchernen Becken und setzen am oberen Teil des Oberschenkelknochens an. Sie bewegen entweder die Oberschenkel oder das Becken.

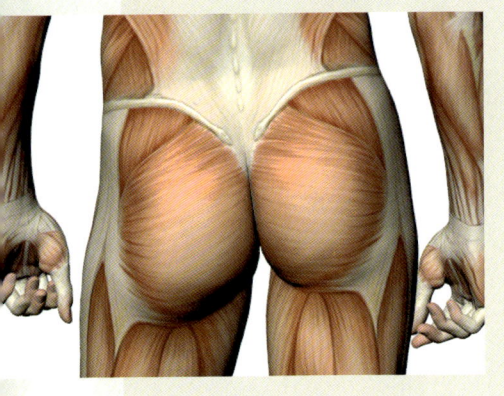

Die gesamte oberflächliche Region ist vom großen Gesäßmuskels geprägt. Er ist der vom Volumen her größte Muskel des Menschen und nach dem Kaumuskel der zweitkräftigste. Der große Gesäß-muskel bedeckt den mittleren Gesäß-muskel (der oft das Ziel ist, wenn wir eine Spritze in den Po bekommen) und den kleinen Gesäßmuskel. Diese beiden »Kleinen« stabilisieren, neben anderen helfenden Funktionen, das Becken beim Gehen und beim einbeinigen Stehen.

Fazit

➜ Die Klangschalenmassage ist innerhalb der physikalischen Therapie eine wunderbare Alternative zur manuellen oder elektrischen Vib-rationsmassage.

➜ Sie ist leicht durchzuführen. Ihre einzigartige auditive Komponen-te (Klang) sorgt neben den Wirkungen der mechanischen (spür-bare Vibration) für eine tiefe Entspannung und dementsprechen-den physiologischen Reaktionen (unter anderem: Absenkung von Herzfrequenz und Blutdruck, Regulation des Atemsystems und der Schweißdrüsentätigkeit, Regulation des Wärmeempfindens, »Durchbrechen« von Schmerzspiralen) beim Empfangenden.

➜ Das Vibrationsspektrum von Klangschalen ist breit und kann so auch die verschiedenen Schwingungszustände am Muskel-Sehnen-Apparat gut einnehmen, eine »Umschwingung« anbieten und so zu einer wohltuenden Entspannung und Harmonisierung führen.

Sie brauchen:
- eine tiefe Torsoklangschale
- einen weichen Sänftel
- einen harten Sänftel
- einen Reibemallet

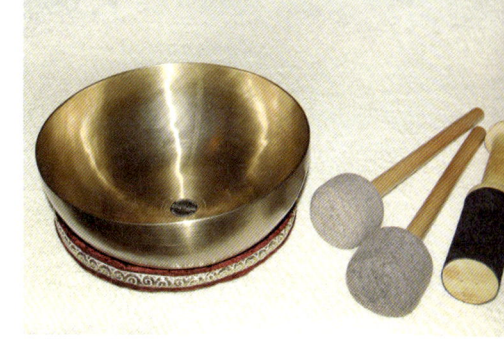

Position:
Bauchlage

Durchführung: Sie führen die tiefe Torsoklangschale in die Behandlung ein und stellen sie dem Empfangenden vor. Zum Anspielen der Klangschale benutzen Sie den weichen Sänftel.

Platzieren Sie die Schale eine Handbreit über dem gedachten Bauchnabel. Spielen Sie sie mit dem harten Sänftel einmal an. Das eher hohe Klangspektrum Ihrer tiefen Torsoklangschale wird so aktiviert, das Zentrum des Schwingungskörpers wird mit dieser klanglichen Umsetzung angemessen bedient.

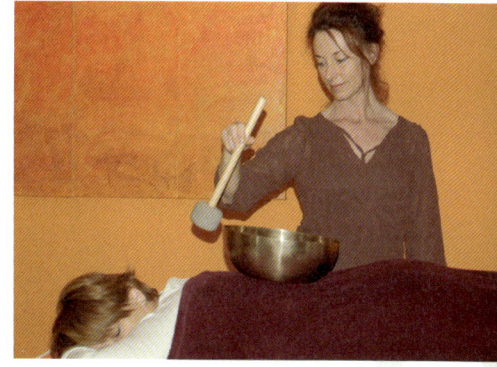

Wechseln Sie nun wieder den Sänftel. Ab jetzt arbeiten Sie mit dem weichen Sänftel!

Ihre Rückenmassage beginnt! Die Schale bewegt sich jetzt – Schritt für Schritt – mittig über die Wirbelsäule, Richtung Gesäß. Angespielt wird jeweils mit dem weichen Sänftel. Je kleiner die Schritte sind, die sie beim Verschieben der Klangschale machen, desto intensiver ist die Wirkung. Entscheiden Sie selbst!

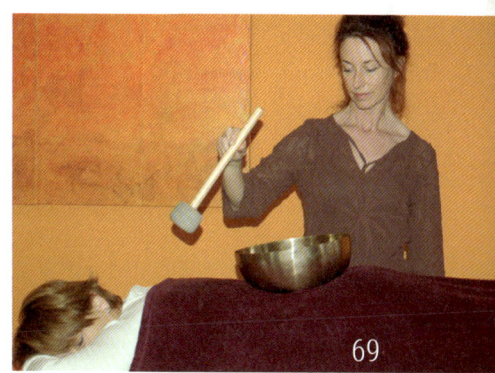

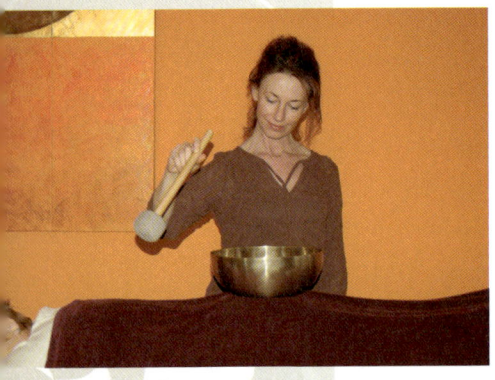

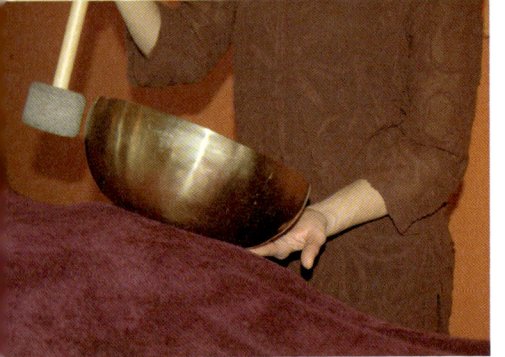

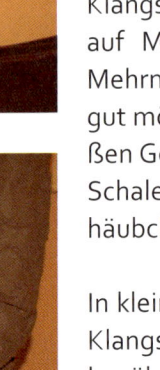

Jetzt wird das Becken bzw. das Gesäß bespielt. Die Klangschale steht auf dem Kreuzbein. Von hier aus können sich die Klangschwingungen gut ausbreiten und auf Muskeln und Muskelansätze wirken. Mehrmaliges Anspielen an dieser Stelle ist gut möglich und sorgt in aller Regel für großen Genuss. Sie können an dieser Stelle die Schale auch anreiben (siehe Kapitel »Sahnehäubchen zum Abschluss«).

In kleinen Schritten verschieben sie nun die Klangschale unter mehrmaligem Anspielen über die rechte Gesäßhälfte und wieder zurück zum Ausgangspunkt. Diesen Ablauf wiederholen Sie auf der anderen Gesäßhälfte.

Achtung!
Sie als Gebender stehen an der Körperseite des Empfangenden, die gerade behandelt wird. Dies erleichtert Ihr Arbeiten.

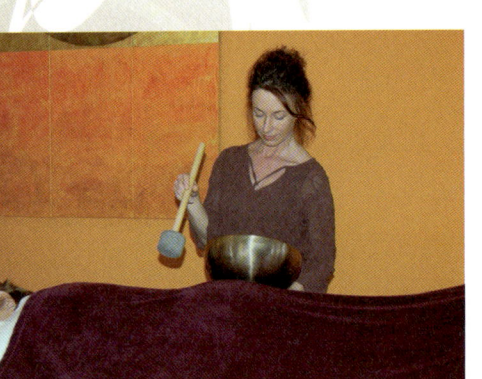

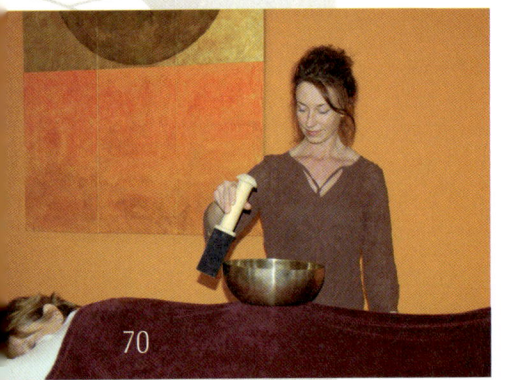

Jetzt bespielen Sie noch einmal das Becken. Vielleicht möchten sie die Klangschale auch anreiben.

Die Schale bewegt sich jetzt – wieder Schritt für Schritt – zurück zum Ausgangspunkt und massiert so noch einmal die Rückenmuskulatur.

Hier, eine Handbreit oberhalb des gedachten Bauchnabel, schließen Sie Ihre Massage des unteren Rückens ab. **Aktivieren und zentrieren Sie das Zentrum des Schwingungskörpers erneut mit dem harten Sänftel.**

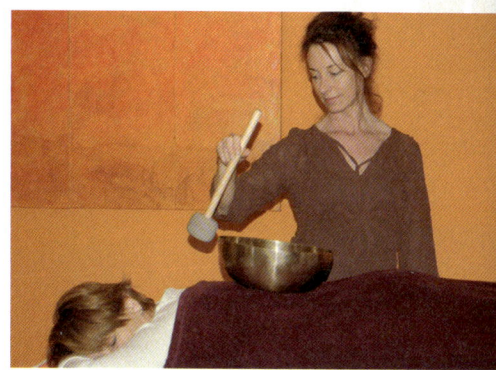

Diese kleine Rückenmassage hilft wunderbar bei allgemeinen Stresszuständen, Rückenbeschwerden im Kreuzbeinbereich oder Schmerzen im Hüftbereich. Probieren Sie sie ruhig auch einmal bei Menstruationsbeschwerden oder Obstipation (Verstopfung) aus. Um Ihren Abschluss gut zu gestalten, lesen Sie bitte das Kapitel »Sahnehäubchen zum Abschluss«.

Schritt IX: Baustein II –
Die Massage am oberen Rücken

Bitte beachten Sie, dass Sie hier in unmittelbarer Nähe der Ohren arbeiten. Je näher sie diesen kommen, desto sanfter wird die Klangschale angespielt, um so die Lautstärke des Klanges zu reduzieren. Erinnern sie sich an die Übung »Laut und Leise« in Schritt II. Sie können anfangs auch mit einem weichen Sänftel arbeiten, dann klingt die Schale von selbst leiser!

Sie brauchen:
- eine hohe Torsoklangschale
- einen harten Sänftel

Position:
Bauchlage

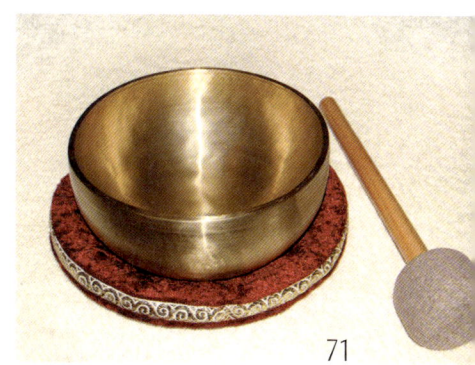

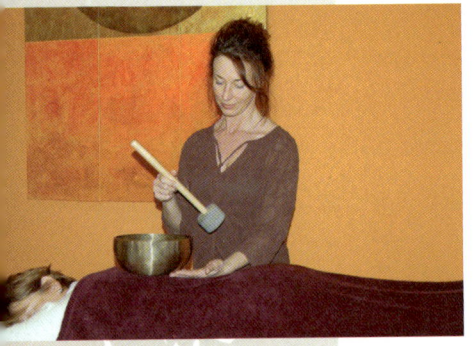

Durchführung: Sie führen die Klangschale ein, stellen sie vor und platzieren sie auf Höhe der unteren Schulterblattspitzen, **direkt über der Wirbelsäule.** Sie stehen rechts vom Empfangenden.

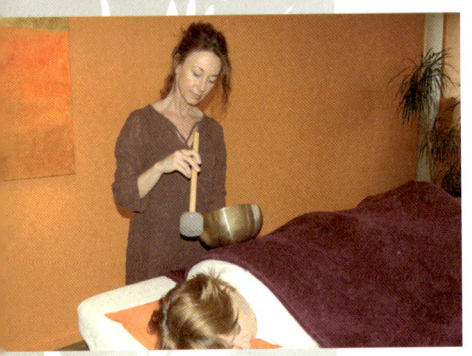

Sie führen die Klangschale nun in kleinen Schritten bis auf das rechte Schulterblatt. Hier können Sie unter mehrmaligem Anspielen gut die gesamte Schulterblattmuskulatur und die vielen Muskelansatzpunkte, die sich an den Rändern des Schulterblattes befinden, erreichen.
Anschließend geht es in Richtung Hinterkopf.

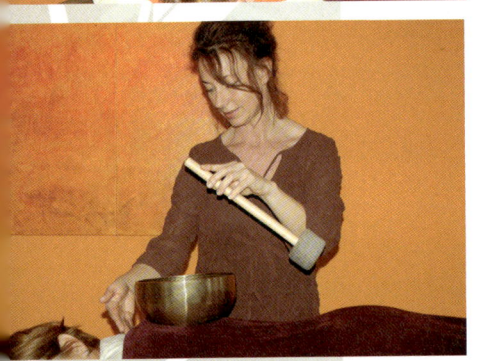

So schützen Sie den Nacken:
Achten Sie darauf, immer eine Hand als Schutz gegen ein Abrutschen auf den Hinterkopf des Empfangenden, zwischen Klangschale und Nacken, zu halten.

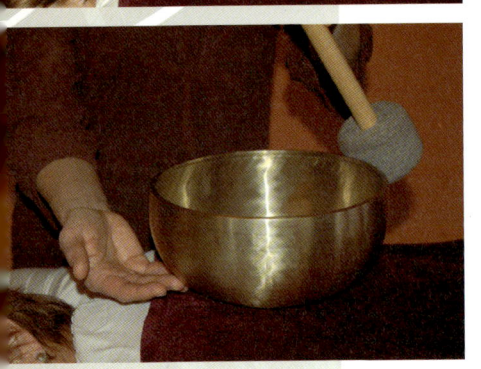

So liegt die Klangschale sicher in Ihrer Hand. Achten Sie darauf, die Schale nur unten am Boden zu halten. Ein Festhalten am Schalenrand bremst die Klangschwingung aus!

Ganz nahe am Hinterkopf ist der Endpunkt dieses Arbeitsschrittes.

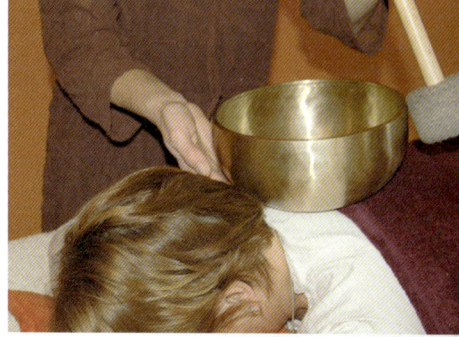

Bespielen Sie nun die Wirbelsäule abwärts in mehreren Schritten.
Enden Sie am Ausgangspunkt, mittig über der Wirbelsäule auf Höhe der unteren Schulterblattspitzen. Spielen sie die Schale hier mehrmals an.

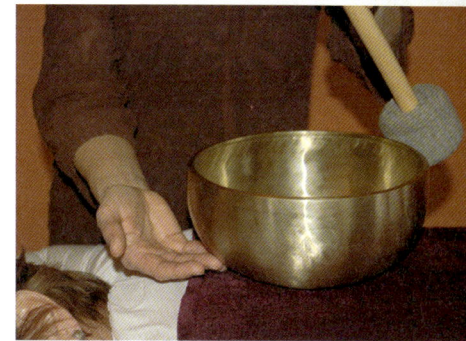

Während die Klangschale am Startpunkt schwingt, wechseln Sie die Seite. Sie stehen nun links. Wiederholen Sie die gleiche Wegstrecke auf der anderen Schulterseite! Die Klangmassage des Schultergürtels ist dann beendet. Sie hilft bei Verspannungen und Steifheit in diesem Bereich. Probieren Sie diese kleine Klangmassage auch einmal aus, wenn Sie das Abhusten bei Bronchialerkrankungen unterstützen möchten!

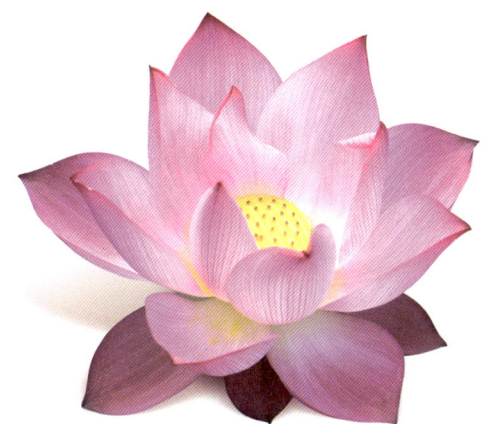

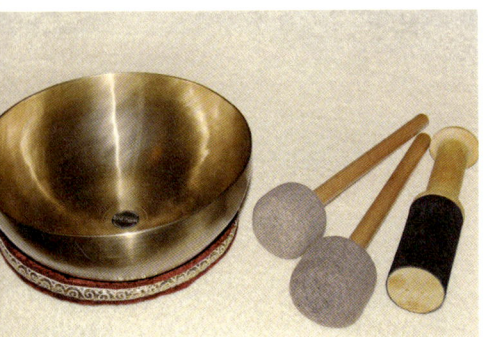

Sie brauchen:
- eine tiefe Torsoklangschale
- einen weichen Sänftel
- einen harten Sänftel
- einen Reibemallet

Position:
Rückenlage

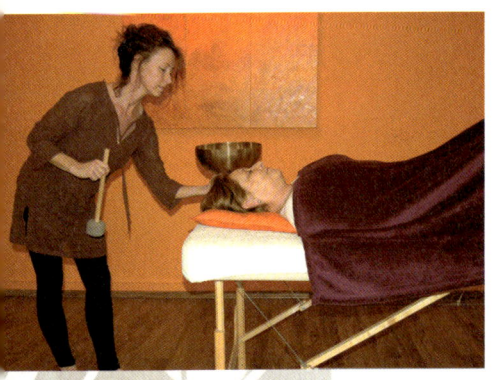

Sie führen die tiefe Torsoklangschale in die Behandlung ein und stellen sie dem Empfangenden vor. **Hierfür benutzen Sie den weichen Sänftel!**

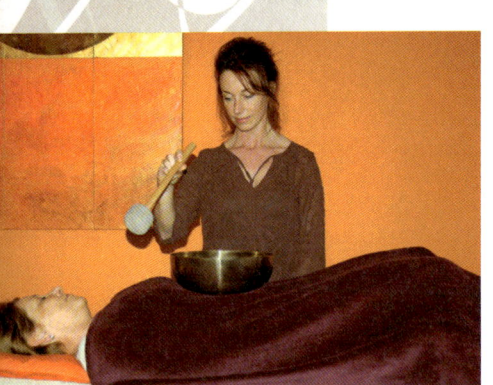

Platzieren Sie die Schale eine Handbreit oberhalb des Bauchnabels. **Spielen Sie sie mit dem harten Sänftel einmal an.**

Dann wechseln Sie wieder zum weichen Sänftel.

Ihre Bauchmassage beginnt! Die Schale bewegt sich jetzt – Schritt für Schritt – mittig Richtung Schambein. Angespielt wird jeweils mit dem weichen Sänftel.

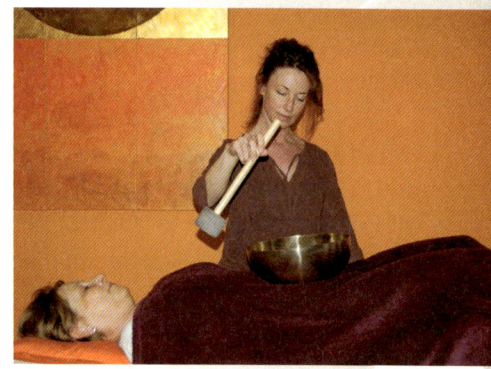

Jetzt wird das Becken bespielt. Die Klangschale steht auf dem unteren Bauch bzw. dem Schambein. Von hier aus können sich die Klangschwingungen gut ausbreiten und Muskeln und Muskelansätze bedienen. Mehrmaliges Anspielen an dieser Stelle ist gut möglich und sorgt in aller Regel für großen Genuss. Sie können hier die Klangschale auch anreiben (siehe Kapitel »Sahnehäubchen zum Abschluss«).

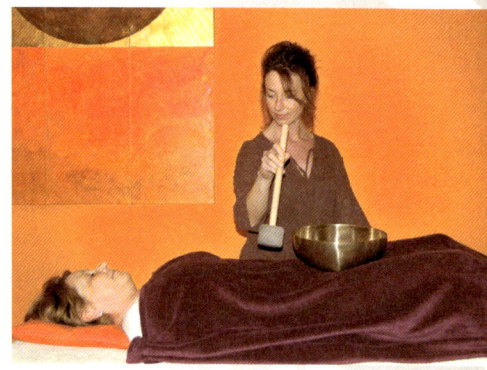

Die Schale bewegt sich jetzt – wieder Schritt für Schritt – zurück zum Ausgangspunkt und massiert so noch einmal die Bauchmuskulatur und die inneren Organe.

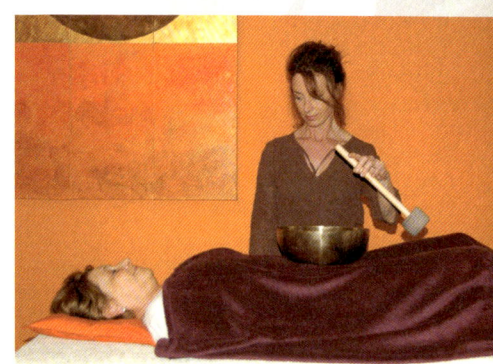

Hier, eine Handbreit oberhalb des Bauchnabels, schließen Sie Ihre Massage des Bauches ab. **Aktivieren Sie die Klangschale mit dem harten Sänftel.**

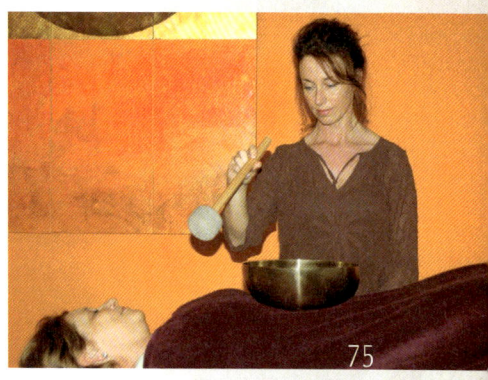

Beachten Sie bitte:

Grundsätzlich können wir auch am bauchseitigen, oberen Torso massieren. Wir haben hier im Brustbereich durchaus geeignete Standorte und Arbeitswege für Klangschalen zur Verfügung. Aufgrund der Empfindlichkeit dieser Körperregion halten wir es aber für angemessen, dass Sie diese Techniken auf dementsprechenden Seminaren erwerben. Dort haben Sie die Möglichkeit, Ihr Einfühlungsvermögen durch viel Übung und Selbsterfahrung auszubilden.

Jetzt ist es so weit – Zwei vollständige große Massageanleitungen zum Nachmachen!

Sie sind jetzt so weit, dass Sie alle Bausteine miteinander verbinden können. Sollte dies aus irgendwelchen Gründen nicht möglich sein, machen wir auch sehr gute Erfahrungen, indem wir eben das »Mögliche« verweben. So können sie Baustein I, II und III verweben, Baustein I und III oder Baustein II und III. Wagen sie ruhig, zu experimentieren!

Sie erhalten im Folgenden eine Anleitung, in der wir alle Bausteine miteinander verbinden, und eine, in der wir die Bausteine für die Behandlung des Rückens zusammentragen. So entstehen eine Rücken-Klangmassage und eine große Klangmassage.

Schritt XI: Die Rücken-Klangmassage

Bei dieser Klangmassage wird die Bauchseite des Empfangenden nicht bespielt. Verschiedene Befindlichkeiten oder Umstände können dies ausschließen. So ist es möglich, dass Ihr Empfangender nicht auf dem Rücken liegen möchte oder kann. Vielleicht wollen Sie auch die »Aktion« eines Umdrehens aus Ihrer Anwendung herausnehmen. Erzwingen Sie nichts!

Wir verweben jetzt den Baustein I »Rückenmassage am unteren Torso« mit dem Baustein II »Rückenmassage am oberen Torso«. Sie erfahren, wie man Bausteine miteinander verweben kann.

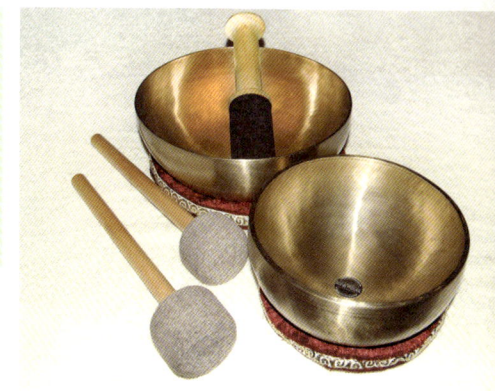

Sie brauchen:
- eine tiefe Torsoklangschale
- einen weichen Sänftel
- eine hohe Torsoklangschale
- einen harten Sänftel
- evtl. einen Reibemallet

Position:
Bauchlage

Durchführung, Baustein I:

Sie führen die tiefe Torsoklangschale in die Behandlung ein und stellen sie dem Empfangenden vor. Zum Anspielen der Klangschale benutzen Sie den weichen Sänftel.

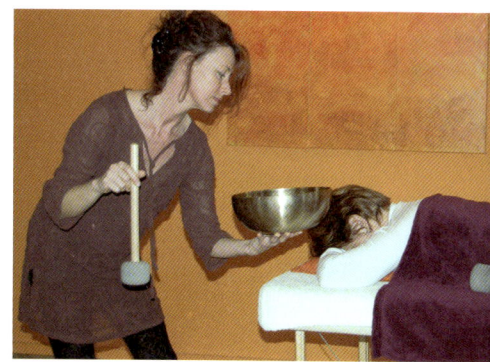

Platzieren Sie die Schale eine Handbreit oberhalb des gedachten Bauchnabels auf der anderen Körperseite. Spielen Sie sie mit dem harten Sänftel einmal an. Das eher hohe Klangspektrum Ihrer tiefen Torsoklangschale wird so aktiviert und das Zentrum des Schwingungskörpers wird mit dieser klanglichen Umsetzung angemessen bedient.

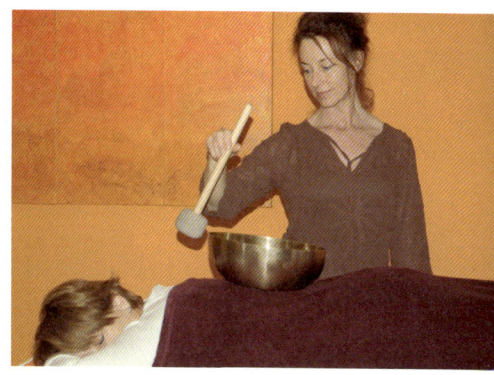

Aufgepasst!

Wechseln Sie nun den Sänftel. Ab jetzt arbeiten Sie mit dem weichen Sänftel!

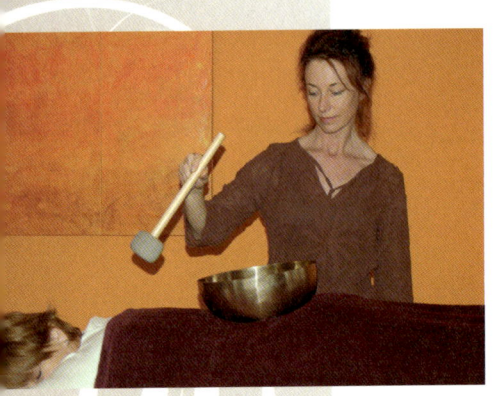

Die Schale bewegt sich jetzt – Schritt für Schritt – mittig über die Wirbelsäule Richtung Gesäß. Ihre Rückenmassage beginnt! Angespielt wird jeweils mit dem weichen Sänftel. Dann wird das Becken bespielt..

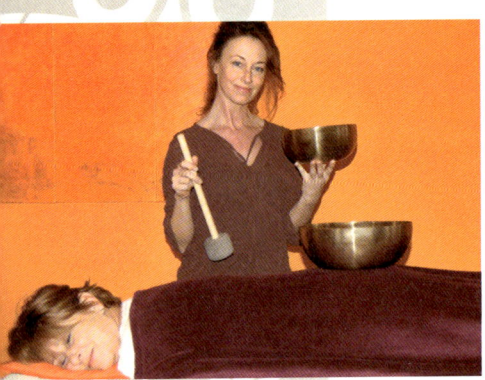

Die tiefe Torsoschale bleibt dabei auf dem Kreuzbein bzw. dem Becken stehen und schwingt aus, während Sie bereits mit dem »Einweben« von Baustein II beginnen.

... und das geht so:

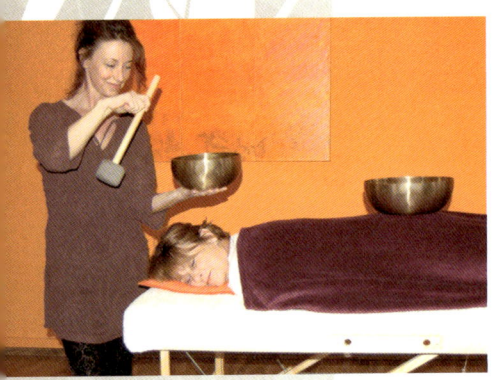

Sie brauchen:
- eine hohe Torsoklangschale
- einen harten Sänftel

Sie führen die hohe Torsoklangschale ein und stellen sie vor. Zum Anspielen verwenden Sie den harten Sänftel. Sie platzieren die Schale auf der Höhe des unteren Schulterblattwinkels mittig, also über der Wirbelsäule.

Jetzt stehen zwei Klangschalen vor Ihnen, und das eigentliche Verweben beginnt, indem Sie ein konzertantes Duett spielen. Nehmen Sie dafür beide Sänftel (weichen Sänftel für die tiefe Torsoschale), und bespielen Sie abwechselnd und rhythmisch beide Klangschalen. Dann lassen Sie die tiefe Torsoschale ausschwingen und beginnen mit Baustein II.

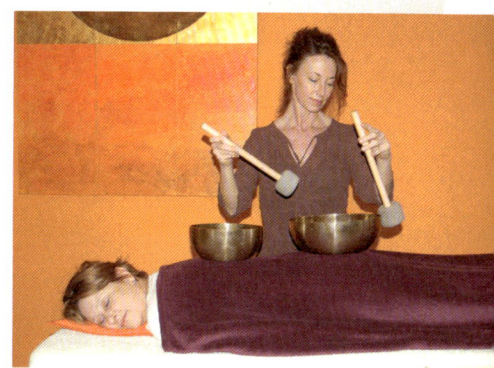

Durchführung, Baustein II:
Ihre Massage der Schultermuskulatur und der Muskelansätze beginnt jetzt. Sie bewegen dazu die Klangschale – Schritt für Schritt – auf das Schulterblatt hinauf.

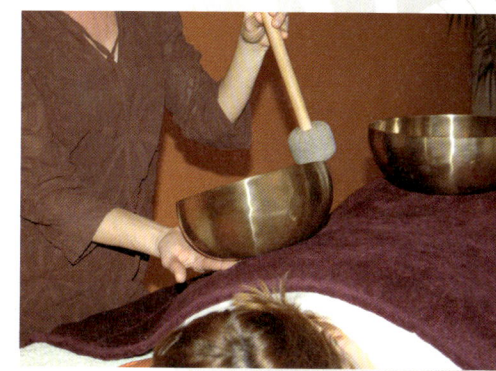

Sie bespielen das Schulterblatt mehrmalig. Von hier aus können sich die Klangschwingungen gut auf Muskelansätze und Muskulatur ausbreiten. Dann gehen Sie – Schritt für Schritt – zum Nacken. Bespielen Sie den Nacken.

Bespielen Sie dann die Wirbelsäule abwärts in mehreren Schritten. Enden Sie am Ausgangspunkt. Lassen Sie die hohe Torsoschale dort stehen.

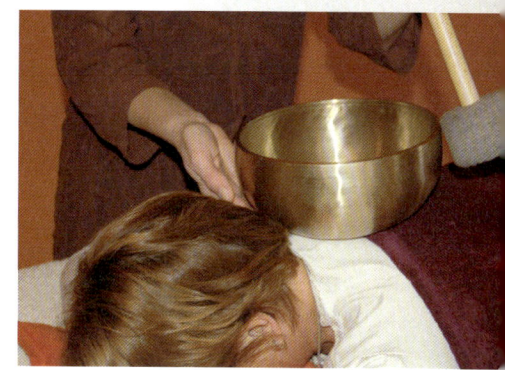

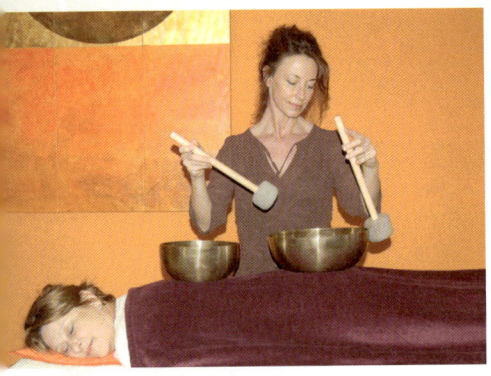

Spielen Sie, wieder mit zwei Sänfteln, ein konzertantes Duett von tiefer und hoher Torsoschale.

Und weiter geht`s.
Wiederholen Sie die gleiche Wegstrecke auf der anderen Schulterseite. Die Klangmassage des Schultergürtels ist damit beendet.

Spielen Sie abschließend, wenn Sie möchten, wieder mit zwei Sänfteln ein konzertantes Duett von tiefer und hoher Torsoschale.

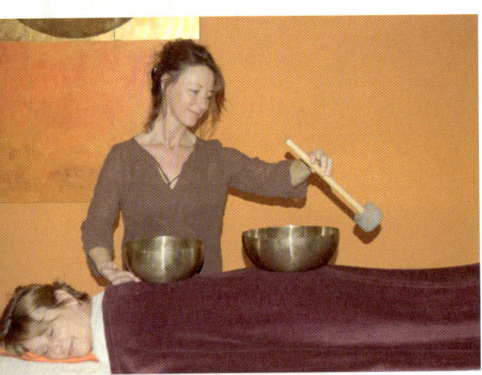

Während die hohe Torsoklangschale auf ihrem Ausgangspunkt ausschwingt, wenden Sie sich wieder Ihrer tiefen Torsoklangschale zu und bespielen mit dem weichen Sänftel noch mehrere Male Gesäß und Becken.

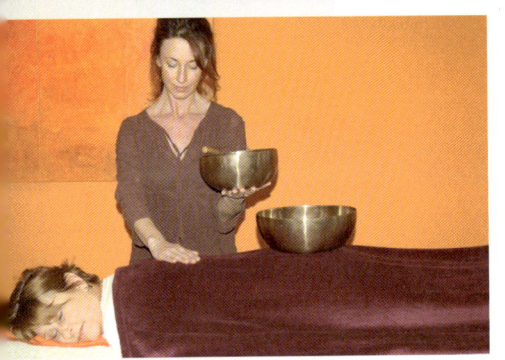

Nebenbei schwingt Ihre hohe Torsoschale aus. Nehmen Sie diese dann ab.

Die tiefe Torsoschale bewegt sich dann – wieder Schritt für Schritt – zurück zu ihrem Ausgangspunkt und massiert so noch einmal die Rückenmuskulatur.

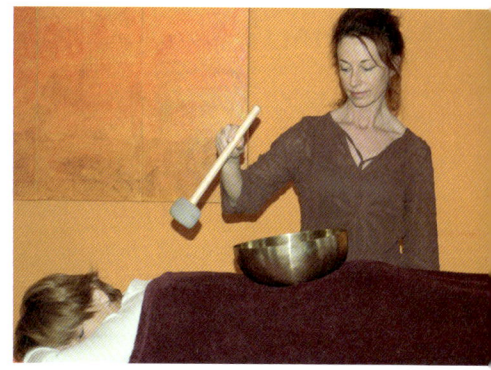

Spielen Sie die Schale eine Handbreit oberhalb des Bauchnabels ein letztes Mal mit dem harten Sänftel an. Ihre Klangmassage für den Rücken ist jetzt beendet.

Lassen Sie die Klangschale ausschwingen, und nehmen Sie sie ab.

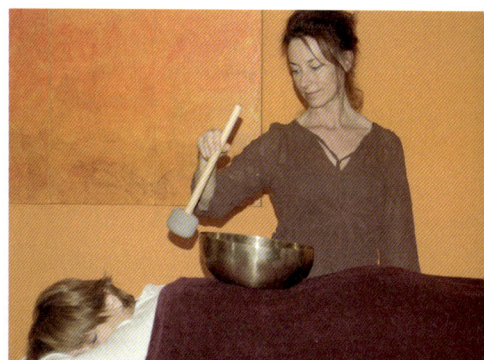

Fazit:

➔ Das Duett bewährt sich bei unserer Klangmassage für den Rücken. Die intensiven Vibrationen massieren tief in den Körper hinein, der konzertante Sound zweier Schalen macht die gesamte Klangmassage für unseren Empfangenden vielseitiger. Die rhythmischen Elemente vertiefen die Trance und verstärken gewünschte physiologische Reaktionen. Die Spieldauer pro Duett liegt anfangs bei ca. 2 Minuten. Denken Sie dabei bitte an die Gefahr von Überflutungsphänomenen: Spielen Sie also sanft, langsam, und halten Sie sich an die angegebene Zeit.

Bei dieser großen Klangmassage bespielen Sie den Rücken sowie die Bauchseite des Empfangenden. Sie beginnen in Bauchlage, bespielen also den Rücken. Wir verweben dabei zuerst den Baustein I »Rückenmassage am unteren Torso« mit dem Baustein II »Rückenmassage am oberen Torso«.

Das haben sie bereits im vorherigen Kapitel gelernt. Nach Abschluss dieser großen Rückenmassage dreht sich der Empfangende um. Sie fahren dann mit unserem Baustein III »Bauchmassage am unteren Torso« fort.

Das Umdrehen sollte ohne große Verwicklungen ablaufen.
Deshalb unser Tipp für Sie:

Nehmen Sie alle Klangschalen und Sänftel von der Liege, denn das Herunterfallen von Gegenständen und unnötige Gespräche führen aus der Entspannung und unterbrechen die Trance. Nehmen Sie die Decke ganz ab, und nehmen Sie die Knierolle zu sich – so umgehen sie unnötige Verwicklungen. Umgedreht lagern Sie den Empfangenden wieder mit Knierolle und Kopfkissen. Dann wird er zugedeckt.

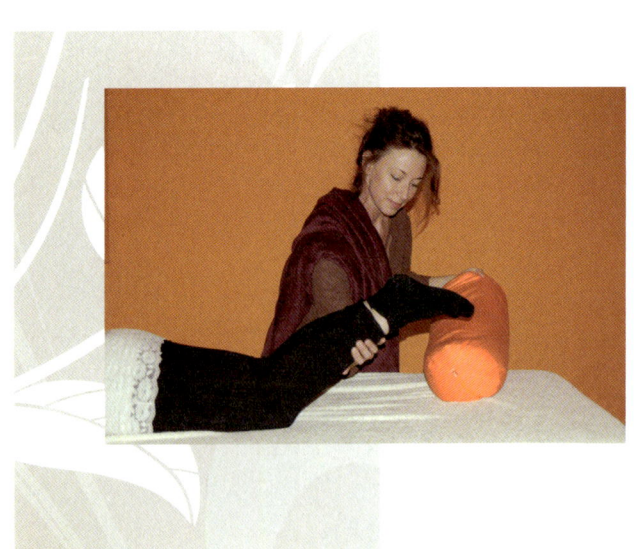

So können Sie energetische Blockaden am Rücken lösen

Richtung geben – für einen harmonischen Energiefluss

Sie wissen jetzt bereits, wo Sie üblicherweise die Klangschalen anspielen, was ein lautes und was ein leises, ein festes und ein sanftes Anspielen bewirkt.

Vielleicht ist bei Ihnen nun, nachdem Sie die Klangmassage für den Rücken geübt und damit mehrere Schritte miteinander verbunden haben, die Frage aufgetaucht, in welche Richtung Sie die Schalen am besten anspielen. Vielleicht haben Sie gemerkt, dass die Richtung, aus der heraus und in die hinein Sie anspielen, ganz unterschiedlich sein kann. Und dass sich das Spiel auch ganz anders anfühlt. Dieser Unterschied kommt daher, dass Sie mit Ihrer Anspielrichtung jeweils eine ganz andere Energie in die Welt bringen.

Exkurs für Neugierige
Der Energiekörper und was dieser mit dem Anspielen unserer Instrumente zu tun hat

In den asiatischen und schamanischen Heilkunden ist es schon lange bekannt: Der Mensch besteht nicht nur aus Fleisch und Blut, er hat auch einen weiteren unsichtbaren Körper. Wir nennen diesen den Energiekörper.

Es ist der Teil von uns, in dem unsere Energien fließen. Die wichtigste und grundlegende Energie ist dabei unsere Lebensenergie oder Lebenskraft. Sie kennen das sicher auch: Tage, an denen wir uns wie neu geboren fühlen und in voller Lebenskraft schwelgen, und Tage, Momente oder Stunden, in denen wir schlapp, angeschlagen, vielleicht sogar depressiv sind und uns nichts sehnlicher wünschen, als dass unsere Lebenskraft wieder voll in uns wirkt.

Es können allgemeine Lebensumstände, Traumata, unangenehme Begegnungen und vieles anderes sein, was unsere Lebenskraft manchmal regelrecht attackiert und schwächt. Freudige Ereignisse mit positiver Schwingung können dagegen unsere Vitalität stärken.

So, wie der in der westlichen Medizin bekannte physische Körper eine ganz bestimmt Ordnung (Anatomie) hat, so hat auch der Energiekörper festgelegte Strukturen. Die Hauptchakren, Nebenchakren, Energieleitbahnen (Meridiane), Energiekapillaren (Nadis), Akupunkturpunkte oder die Pranaröhre und der Aurakörper sind Begriffe, die Ihnen in diesem Zusammenhang sicherlich auch schon begegnet sind.

Es gibt ein weites Feld der Energieheilung. Auch die Klangmassage kann hierfür konkret eingesetzt werden und tief greifend helfen.
Bei unserer Rückenmassage haben wir natürlich einen etwas anderen Schwerpunkt. Dennoch möchte ich Sie gern einladen, diesem energetischen Aspekt angemessene Aufmerksamkeit zu schenken.

Wir haben schon über die Themen Empathie, unsere eigene Sanftheit und unsere mentale Haltung in der Begegnung mit dem Empfangenden gesprochen. Dies sind alles energetische Aspekte, die eine Wirkung entfalten. Ein weiterer wichtiger und energetisch direkt auf den Körper unseres Empfangenden wirkender Aspekt ist die Richtung, in die wir unsere Instrumente anspielen.

Spielen wir die Schalen während einer Behandlung unbewusst aus allen erdenklichen Richtungen an, setzen wir damit jedes Mal Energien frei, die Eigenschaften wie Unbewusstheit, Chaos, Richtungslosigkeit, Unstetigkeit, Durcheinander usw. transportieren. Um dem entgegenzuwirken und dem Energiekörper eine stete und harmonische Information zu überbringen, schlagen wir Ihnen eine ganz einfache Regel vor:

**Spielen Sie die Klangschalen in die Richtung an,
in die sie sich bewegen wird.**

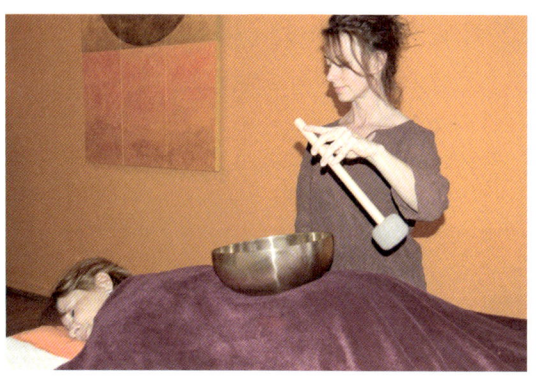
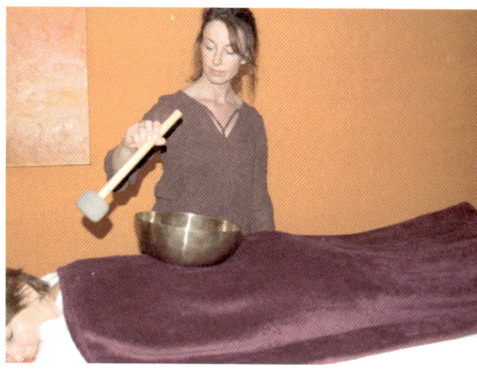

Die Schale ist auf dem Weg zum Nacken. Sie wird also zum Nacken hin angespielt.

Die Schale ist auf dem Weg zum Becken, wird also vom Kopf aus fußwärts angespielt.

Das Anreiben der tiefen Torsoklangschale – Blockaden in der Tiefe lösen

Das Anreiben der Klangschalen hat eine wesentlich intensivere Wirkung als das Bespielen mit dem Sänftel. Das können Sie sehr schön sehen, wenn Sie einmal eine mit Wasser gefüllte größere Klangschale anreiben.

Auch der Klang entwickelt sich anders, er bekommt einen kosmischeren und intensiveren Klang, den jedoch nicht jeder mag.

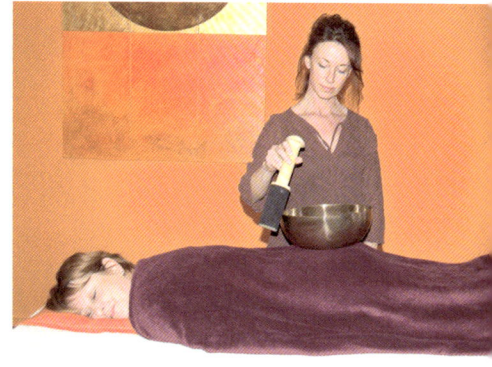

Es gibt Klangpraktiker, die während einer Behandlung am Körper jede Klangschale anreiben. Wir haben bessere Erfahrungen gemacht, wenn wir nur die tiefe Torsoschale direkt auf dem Becken anreiben. Probieren Sie es aus, und reiben Sie das Instrument auf dem Becken an. Holen Sie sich das Feedback Ihrer Empfangenden ab!

Und so wird Ihr Setting noch schöner – Sahnehäubchen zum Abschluss

Mit »Setting« meine ich die Gestaltung, den Rahmen, der Ihre Klangmassage begleitet. In ihm spiegelt sich die Präsenz und Achtsamkeit des Gebenden wider.
Ihr persönliches und ureigenes Setting gibt die individuelle Note, die Sie von anderen unterscheidet, Sie zu etwas Besonderem macht. Ihr Setting bestärkt Ihren Empfangenen in seinem Gefühl, gut bei Ihnen angekommen, aufgehoben und wieder verabschiedet worden zu sein – kurzum: die richtige Wahl getroffen zu haben.

Zum Abschluss lassen Sie alle Schalen ausschwingen. Dann nehmen Sie sie ab (siehe Schritt VII »das Abnehmen der Klangschalen«).

Wenn Sie nun den Übergang zurück ins Hier und Jetzt für Ihren Empfangenden schön und fließend gestalten möchten, können Sie die folgenden Anregungen befolgen.

Die Nachruhe

Auch wenn die eigentliche Klangbehandlung beendet ist, wirken die Klangschwingungen noch nach. Auch die Gehirnaktivität erhöht sich nicht schlagartig. Eine Nachruhe gibt noch einmal den Freiraum für unseren Empfangenden, dort zu bleiben, wohin wir ihn mithilfe unserer Klangschalen gebracht haben, hinzuspüren und ganz für sich zu genießen.

Übergänge schaffen

Nach der Klangbehandlung und auch noch nach der Nachruhe befindet sich der Empfangende zumeist noch nicht in einer »alltagstauglichen« Schwingung. Uns geht es nun darum, seinen Fokus wieder ins Außen zu bringen. Dies heißt in erster Linie, seine Gehirnaktivität wieder anzukurbeln und hochzufahren. Unser Fokus kann nun nicht sein, dies mit einem »Paukenschlag« zu bewirken, sondern in einer fließenden Bewegung seine Außenwahrnehmung wieder voll und ganz herzustellen. Innerhalb der Klanglandschaft gibt es hierfür schöne Möglichkeiten. Nachfolgend finden Sie einige Beispiele.

Die Engelsharfe (Sansula/Fingerklavier)

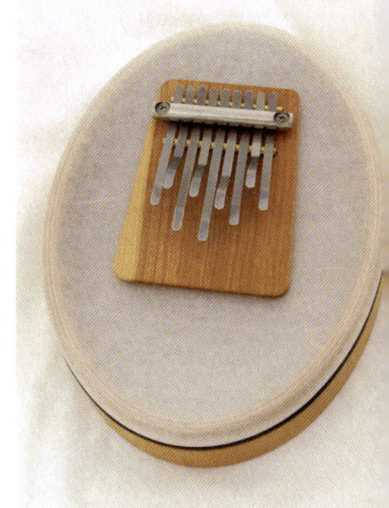

Eine Engelsharfe ist pentatonisch gestimmt, was nichts anderes heißt, als dass jeder sie spielen kann: Die verschiedenen Töne passen immer zusammen! Ihre Klangfarbe unterscheidet sich deutlich von derjenigen der Klangschalen, ihre Klänge klingen höher und klarer. Sie ist nicht körperhaft, sondern spricht den Geist an. Sie führt also unseren Empfangenden aus seiner Körperfokussierung hinaus, sein Geist wird wacher.

Lotos–Klangschalen (Zen-Klangschalen)

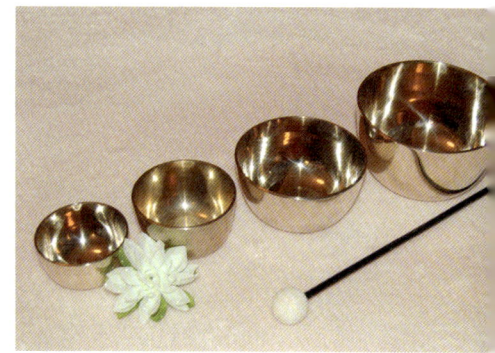

Ein Set von Lotos-Klangschalen kann spielerisch eingesetzt werden. Das bedeutet, dass Sie die Schalen in der Reihenfolge intuitiv anspielen. So entstehen viele verschiedene Klangbilder, die an ein Rauschen von Blättern, ein Gurgeln von Wasser oder das leise Singen von Elfenstimmen erinnern.

Der Ausklang

Der Ausklang soll unsere Klangmassage vollends abschließen. Unser Empfangender soll jetzt in seiner vollen Außenwahrnehmung ankommen, sich vielleicht räkeln und strecken, seine Augen öffnen und langsam Interesse an einem Kontakt mit uns entwickeln. Innerhalb der Arbeit mit Klängen verwenden wir hierfür noch einmal höher und heller klingende Klänge oder eine aufsteigende Klangfolge.

Sie führen die Wirkung unserer Engelsharfe fort und begleiten den Empfangenden so fließend in das gewünschte Alltagsbewusstsein hinein. Zumeist ist dieses Signal für ihn, ohne dass wir ein einziges Wort gesprochen haben, ganz

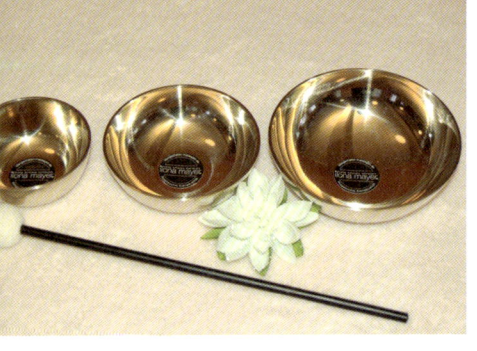

deutlich. Die Anbindung an seine Außenwahrnehmung ist hergestellt.

Wir spielen ein Set von Lotos-Klangschalen, das wir in angemessenem Abstand hinter dem Kopf unseres Empfangenden aufstellen. Die Klangschalen werden langsam von tief nach hoch gespielt. Abschließend wird die am höchsten klingende Schale dreimal deutlich angespielt.

Die Zimbel

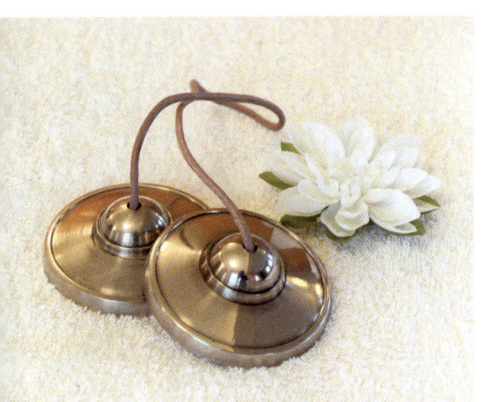

Manchmal sind unsere Empfangenden in einer sehr tiefen Entspannung und wenig bereit, diesen genussvollen Zustand zu verlassen. Wir haben dann Mühe, sie wieder auf das Außen einzuschwingen.

In diesen Fällen ist uns die Zimbel ein guter Helfer. Sie regt die Gehirnaktivität gekonnt und ohne Widerstand auszulösen an, führt in den hellen Geist und bringt das Bewusstsein so ins Außen. Ihr Klangspektrum ist außerordentlich hoch, ihrer Klangfarbe kann man eine gewisse Schärfe nicht abstreiten.

Beim Anspiel der Zimbel stehen Sie als Gebender hinter dem Kopf ihres Empfangenden – immer in großem Abstand, um so die Macht des kleinen Instruments zu tarieren.

Selbstmassage – So kann ich mir selbst Gutes tun

Natürlich verwende ich meine Klangschalen immer wieder, um auch mich selbst zu verwöhnen oder mich vom Alltag zu entlasten. Diese Selbstmassagen tun mir jedes Mal außerordentlich gut, entspannen mich und führen mich wieder in mich und zu mir. Oft verschwinden Verspannungsschmerzen und Müdigkeit.

Dabei habe ich schon so einiges ausprobiert. Ich habe mir die Klangschalen hier und dort aufgestellt, im Sitzen, im Liegen, im Stehen und im Knien. Immer wieder habe ich auf Fotos interessante Stellungen gesehen und viele davon getestet.

Ich habe von den vielen Vorschlägen, die kursieren, und meinen eigenen »wilden« Ideen einen Vorschlag herausgenommen, den ich Ihnen gern vorstellen möchte. Diese Selbstanwendungen ist für Sie bequem und gleichzeitig wirkungsvoll.

Selbstmassage von Bauch und Becken

Diese Selbstmassage wende ich wirklich häufig an. Vor allem dann, wenn mich Spannungsschmerzen im Rücken plagen oder wenn ich mich allgemein gestresst fühle. Manchmal bespiele ich mich nur fünf Minuten, manchmal ganz lang. Zumeist gönne ich mir eine Zeit zum Nachruhen und Nachspüren.

Sie brauchen:
- eine tiefe Torsoklangschale
- einen weichen Sänftel

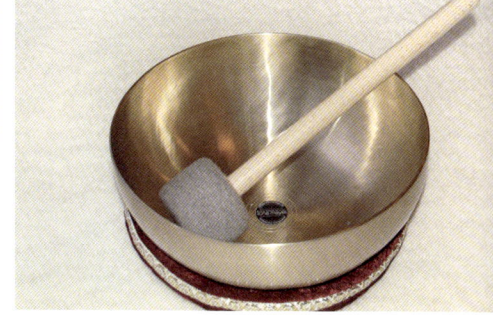

Position:
Sie legen sich auf den Rücken, wenn Sie möchten natürlich mit Knierolle.

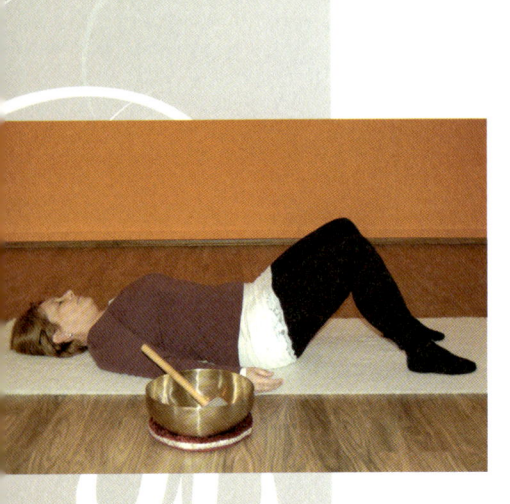

Durchführung:
Sie legen sich gemütlich hin. Die Klangschale steht bequem greifbar in Ihrer Nähe, ebenso der Sänftel. Sie können jetzt Ihre Augen schließen und einige Male tief durchatmen.

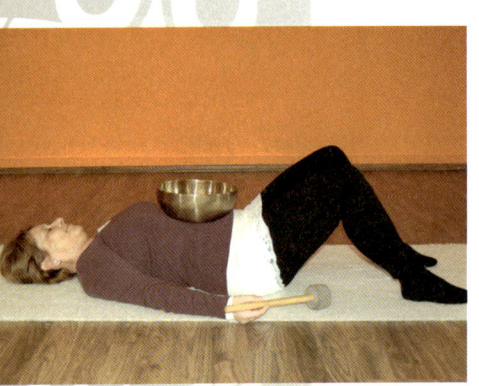

Sie stellen sich die Klangschale etwas oberhalb des Bauchnabels auf, sodass sie sicher steht. Sie nehmen den Sänftel in Ihre Hand. Dennoch ruhen Ihre Hände und Arme weiterhin entspannt auf der Unterlage.

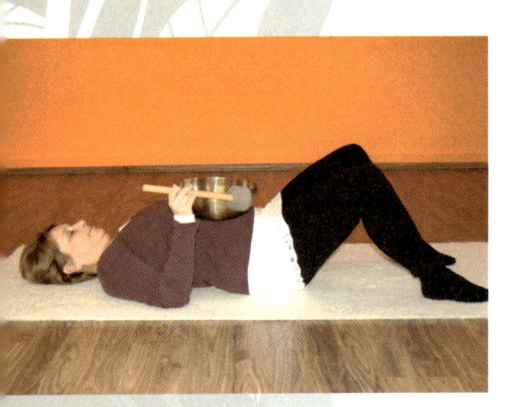

Sie schließen die Augen und atmen tief durch. Dabei fühlen Sie den sicheren Stand der Schale auf Ihrem Bauch. Dies ist Ihnen vertraut, Sie entspannen bereits etwas mehr. Aus diesem Gefühl heraus spielen Sie nun die Klangschale an – vielleicht mit geschlossenen Augen, weil Sie genau spüren, wo Sie hinspielen müssen. Sie können natürlich die Augen auch für einen kurzen Moment öffnen, um zu sehen, wo die Schale steht. Sie werden sehen, je öfter Sie diese Selbstmassage durchführen, desto selbstverständlicher und leichter gelingt Ihnen das »blinde« Anspiel.

Nach dem Anspiel legen Sie Ihre Arme wieder an die Seiten, schließen Ihre Augen, atmen durch und lauschen und fühlen in sich hinein. Lassen Sie sich vom Klang mitnehmen, und genießen Sie ihn! Spüren Sie die Vibrationen, wie diese Ihr Becken massieren, Ihren Rücken, wie sie sich durch den ganzen Körper hindurch ausbreiten ...

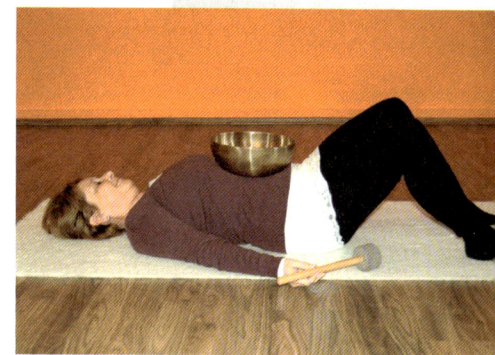

Dann spielen Sie die Klangschale wieder an ... und wieder ... und wieder ...
Dabei führen Sie die Klangschale in kleinen Schritten hinunter bis auf die Höhe Ihres Beckens. Wie schnell oder wie langsam sie dabei vorgehen, entscheiden Sie selbst.

Anschließend bespielen Sie Ihr Becken, genau so lange und so intensiv, wie Sie es jetzt mögen.
Anschließend geht es auf dem gleichen Weg zurück. Sie beschließen die Klangmassage am Ausgangspunkt.

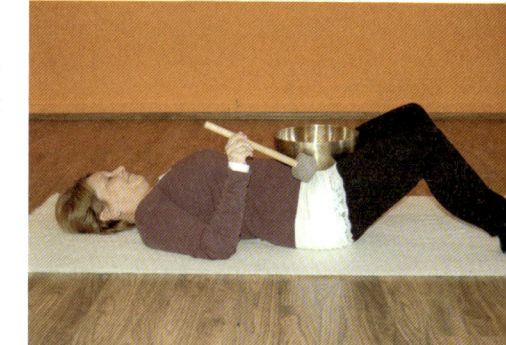

Stellen Sie die Schale wieder neben sich, lassen Sie Ihre Arme entspannt neben sich ruhen, atmen Sie und fühlen Sie nach.

Kommen Sie langsam wieder ins »Hier und Jetzt« zurück und öffnen Sie die Augen.
Setzen Sie sich zuerst auf, bevor Sie ganz aufstehen. Jetzt spielen Sie noch einige Male die hohen Töne Ihrer Lotos-Klangschalen, damit sich Ihre Gehirnwellen wieder hochschwingen. So entspannt und frisch erholt können Sie dem Alltag wieder neu begegnen!

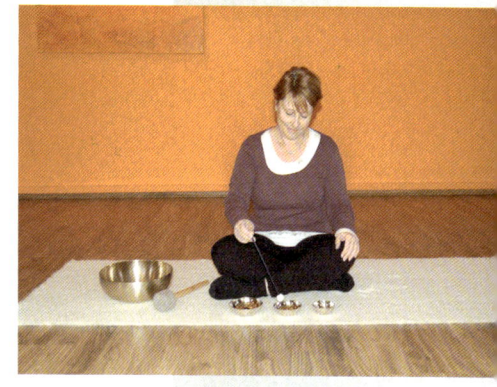

Kleine Meditation mit Klangschalen – ganz für mich selbst

Zu anderen Gelegenheiten setze ich mich mit meinen Instrumenten hin und spiele sie an. Ich persönlich sitze dabei gern auf dem Boden.
Ich spiele dann ganz intuitiv, genau so, wie ich es gerade brauche und möchte. Was mir dabei wichtig ist, ist eine angenehme Umgebung. Die gestalte ich mit Kerzen oder einem anderen angenehmen Licht. Vielleicht bedufte ich den Raum. Und ich habe dafür gesorg, dass ich für eine Weile ungestört sein werde.

Sie werden bemerken, dass ein Klangkonzert dieser Art Ihr Alltagsbefinden verändern wird. Die Klänge beruhigen Ihr Gehirn und damit einhergehende aufwühlende oder anstrengende Gedanken. Wenn Sie empfindsam sind – und das werden Sie, je mehr Sie mit den Klangschalen zu tun haben –, dann spüren Sie die Klangschwingungen auch immer mehr in Ihrem Körper. Jetzt ist Ihre Entspannung vollkommen, sie sind wieder ganz bei sich angekommen.

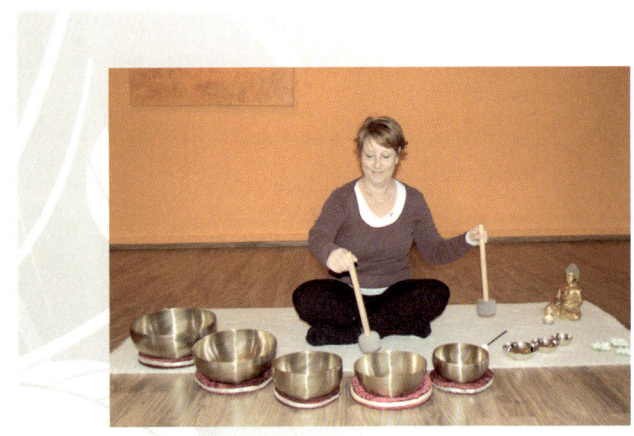

Nachwort

Liebe Leserin, lieber Leser,

und, was denken Sie? Haben Sie mit diesem
Handbuch ausreichend Informationen und
Anregungen erhalten? Haben Sie sich schon
in die Praxis eingestimmt? Ich bin neugie-
rig, ob im Schnelldurchlauf oder Schritt für
Schritt. Oder gehören Sie zu den Menschen,
die als Erstes das Nachwort lesen? Ich bin
überzeugt, es gibt viele Möglichkeiten, einem Buch wie diesem zu begegnen – und ich
bin mir sicher, jeder macht es auf eine für ihn
gute und stimmige Art und Weise!

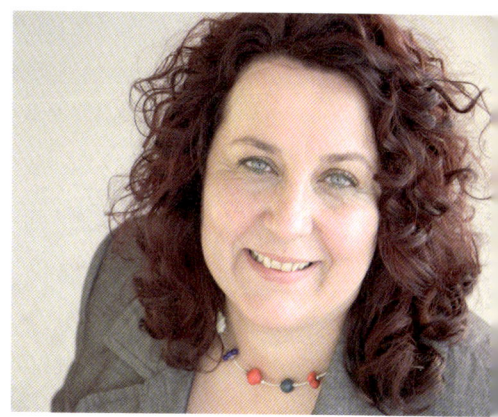

Sie sind nun, sollten Sie zu den »disziplinierten« Menschen gehören und dieses Buch wie vorgeschlagen durchgearbeitet haben, ein schönes Stück wei-
tergekommen!

Sie sind in einen Garten eingetreten, in dem Klänge für den Rücken die Haupt-
rolle spielen. Dieser Garten ist aber erst ein Teil einer noch großartiger anmu-
tenden Klanglandschaft – bunter, vielfältiger und weiter, als Sie sich das bis
jetzt vielleicht vorstellen können!

Die heilende Kraft von Klängen reicht weit über das, was Sie mit diesem
Handbuch gelernt haben, hinaus.

Vielleicht haben Sie ja Lust, den Besuch in dieser großartigen Landschaft fort-
zusetzen und sich weiter umzuschauen – in Gärten, in denen unsere Klangschalen noch ganzheitlicher zusammenspielen. Oder in Gärten, in denen Or-
chester von ganz einfach zu bedienenden Instrumenten darauf warten, uns zu

heilen und uns zu erheben. Da sind Trommeln, Gongs, Kristallklangschalen, Sansulas, Koshis und viele andere Naturtoninstrumente oder unsere eigene menschlichen Stimme: Sie alle warten darauf, von Ihnen entdeckt zu werden.

Begeben Sie sich in Gärten, in denen Sie und andere zu Blumen werden können, die vollkommen entfaltet sind und sich in die Weite recken. Um dann, so erblüht, immer harmonischer mit dem Leben, mit unserer Erde und dem großen Universum im Einklang zu schwingen.

In Resonanz

Ilona Varta Mayer

Abbildungsverzeichnis

Alle Übungsfotos: © Ilona Varta Mayer
Models: Karin Spohr, Sabine Baumann

Sonstige verwendete Bilder von www.fotolia.com:
Ornament (11965271): © bordeur, Dahlie (11977378): © am, Ranunkel (12997146): © Sunnydays, lila Lotos (15772137): © Beboy, weißer Lotos (18360030): © Frog 974, Haselnusszweig (31578295): © Tom Bayer, Pusteblume (32760177): © Stefan Körber, rosa Lotos (4192423): © LianeM, fallendes Wasser (46606443): © ristoo, Fluss (50642528): © coco, Wasserfall (51334366): © ristoo, Gesäßmuskel (125072): © Patrick Hermans, Rückenmuskeln (125083): © Patrick Hermans, Bauchmuskeln (99184): © Patrick Hermans

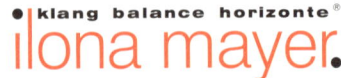
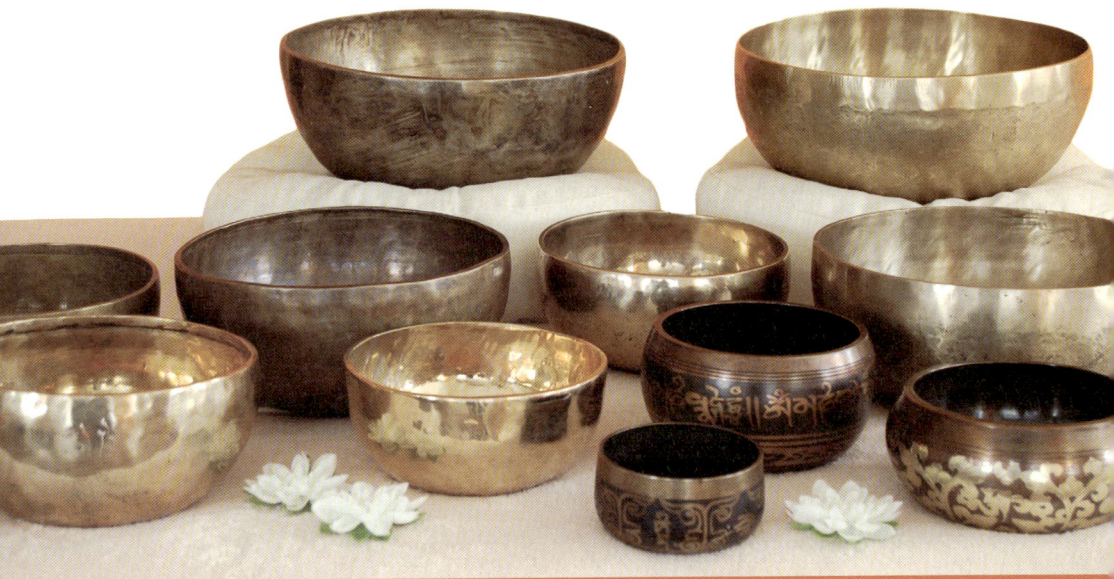